アンピシリン/スルバクタム
アンジオテンシン変換酵素阻害薬
注意欠如・多動性障害
成人成長ホルモン分泌不全症
急性出血性結膜炎
乳幼児突発性危急事態
アモキシシリン/クラブラン酸
アンジオテンシンⅡ受容体拮抗薬
自閉スペクトラム症，自閉症スペクトラム障害
アジスロマイシン
セフジトレンピボキシル
先天性心疾患
セフトリアキソン
酢酸デスモプレシン
遷延性起立性低血圧
ドーハッド
ドパミン受容体部分作動薬
三種混合ワクチン，ジフテリア破傷風百日咳混合ワクチン
流行性角結膜炎
エンドセリン受容体拮抗薬
エンドセリンA
エンドセリンB
家族性高コレステロール血症
A群β溶血性連鎖球菌
A群溶血性連鎖球菌
成長ホルモン分泌不全性低身長症
ピロリ菌
白血球抗原，ヒト白血球抗原
単純ヘルペスウイルス1型
溶血性尿毒症症候群
過敏性腸症候群
感染性心内膜炎
起立直後性低血圧
免疫性血小板減少性紫斑病

小児科外来
処方マニュアル

編集
清水　俊明　順天堂大学小児科・教授
田久保憲行　順天堂大学小児科・准教授

医学書院

> **謹告**
> 本書に記載されている治療法に関しては，出版時点における最新の情報に基づき，正確を期するよう，著者，編集者，ならびに出版社は，それぞれ最善の努力を払っています．しかし，医学，医療の進歩から見て，記載された内容があらゆる点において正確かつ完全であると保証するものではありません．
> したがって，実際の治療，特に新薬をはじめ，熟知していない，あるいは汎用されていない医薬品，保険適用外の医薬品の使用にあたっては，まず医薬品添付文書で確認のうえ，常に最新のデータに当たり，本書に記載された内容が正確であるか，読者御自身で細心の注意を払われることを要望いたします．
> 本書記載の治療法・医薬品がその後の医学研究ならびに医療の進歩により本書発行後に変更された場合，その治療法・医薬品による不測の事故に対して，著者，編集者ならびに出版社は，その責を負いかねます．
>
> 株式会社 **医学書院**

小児科外来処方マニュアル

発　行　2018年4月15日　第1版第1刷Ⓒ

編　集　清水俊明・田久保憲行
　　　　しみずとしあき　たくぼのりゆき

発行者　株式会社 医学書院
　　　　代表取締役　金原　俊
　　　　〒113-8719　東京都文京区本郷 1-28-23
　　　　電話　03-3817-5600(社内案内)

印刷・製本　双文社印刷

本書の複製権・翻訳権・上映権・譲渡権・貸与権・公衆送信権(送信可能化権を含む)は株式会社医学書院が保有します．

ISBN978-4-260-03032-8

本書を無断で複製する行為(複写，スキャン，デジタルデータ化など)は，「私的使用のための複製」など著作権法上の限られた例外を除き禁じられています．大学，病院，診療所，企業などにおいて，業務上使用する目的(診療，研究活動を含む)で上記の行為を行うことは，その使用範囲が内部的であっても，私的使用には該当せず，違法です．また私的使用に該当する場合であっても，代行業者等の第三者に依頼して上記の行為を行うことは違法となります．

JCOPY 〈出版者著作権管理機構 委託出版物〉

本書の無断複製は著作権法上での例外を除き禁じられています．複製される場合は，そのつど事前に，出版者著作権管理機構(電話 03-3513-6969，FAX 03-3513-6979，info@jcopy.or.jp)の許諾を得てください．

執筆者一覧(五十音順)

安部　信平	順天堂大学小児科・准教授
新井　勝大	国立成育医療研究センター消化器科・医長
遠藤　　周	順天堂大学小児科・助教
大塚　宜一	順天堂大学小児科・客員准教授/大塚診療所・院長
大友　義之	順天堂大学練馬病院小児科・先任准教授
大山　昇一	済生会川口総合病院小児科・主任部長
大日方　薫	順天堂大学浦安病院小児科・教授
鎌田　彩子	東京労災病院小児科・部長
寒竹　正人	順天堂大学静岡病院小児科・新生児科・先任准教授
木下　恵司	越谷市立病院小児科・部長
工藤　孝広	順天堂大学小児科・准教授
小松　充孝	賛育会病院小児科・部長
齋藤　　俊	東京都保健医療公社東部地域病院小児科・副部長
佐藤　圭子	山王病院小児科・医長
東海林宏道	順天堂大学小児科・准教授
鈴木　光幸	順天堂大学小児科・非常勤助教
髙橋　　健	順天堂大学小児科・准教授
高安　博史	東京都保健医療公社多摩南部地域病院小児科・医長
田中　恭子	国立成育医療研究センターこころの診療部児童・思春期リエゾン診療科・医長
中澤　友幸	東京都保健医療公社豊島病院小児科・部長
春名　英典	順天堂大学小児科・准教授
久田　　研	順天堂大学小児科・准教授
藤井　　徹	ふじいこどもクリニック・院長
藤永周一郎	埼玉県立小児医療センター腎臓科・科長
藤村　純也	順天堂大学小児科・准教授
松永　展明	順天堂大学小児科・非常勤助教
森　　真理	順天堂大学小児科・非常勤助教
吉川　尚美	順天堂大学小児科・非常勤助教/吉川小児科・副院長

序

　小児は様々な症状を訴えて外来を受診するが，これらの症状に対して，限られた診療時間内で的確な診断と治療を行っていくことが，小児を外来で診察する際の重要なポイントとなる．その場合の治療として大きなウエートを占めているのが薬物治療であり，きちんと診断しても治療としての適切な薬剤が選択できなかったり，症候に対する治療薬の選択が十分でなかったりした場合は，病気を治すどころかむしろ悪化させることもありえる．

　小児医療の特徴として，非常に幅広く多岐にわたる疾患を診ていく必要があること，新生児・未熟児から100 kgを超える肥満児，さらには思春期を迎えた子など様々な年齢およびサイズの患者を診ていく必要があることなど，外来において処方を行っていく際に注意すべきことは枚挙にいとまがない．さらに新薬が次々と世に出てくる一方で，後発品の使用が推奨される場面が多くなってきたり，小児に対する適応外使用の問題があったりと，外来で小児の診療を行う者の悩みの種は少なくない．

　そんななかで，若い医師から年輩の医師に至るまで，携帯していただくことによって安心して外来診療が行えるように編集したのがこの『小児科外来処方マニュアル』である．本マニュアルでは，外来診療で遭遇することの多い症状・疾患を領域別にまとめ，順天堂大学小児科学教室の各領域の専門の先生方に自身の知識と経験を基に，up-to-dateな話題も含めて執筆いただいた．また順天堂医院の薬剤部によるレビューを行って薬理学的にも医療安全の面からも完璧なマニュアルになったと考える．

　この『小児科外来処方マニュアル』が外来において小児の薬物治療を行う際のバイブル的存在になることを大いに期待している．

2018年3月

清水 俊明

凡例

- 本書は，小児科外来で出会う代表的な疾患を領域別に68項目に整理し，順天堂大学医学部附属順天堂医院小児科・思春期科および関連病院で行っている，処方例とその解説をまとめたマニュアルである．
- 同じ薬剤で複数の製薬会社により別名で発売されている場合は，順天堂大学医学部附属順天堂医院小児科・思春期科および関連病院で使用しているものを示している．
- 各項目の冒頭で，疾患とその治療/処置の概説を示す．

処方例

■「処方1」「処方2」「処方3」…が同じ囲み□□□の中に記してある場合

例

処方1	アンヒバ坐剤 小児用（50/100/200 mg）
	10 mg/kg/回（成分量として）　頓用1日3回まで
処方2	カロナール細粒 20%
	10 mg/kg/回（成分量として）　頓用1日3回まで
処方3	カロナールシロップ 2%
	0.5 mL/kg/回（製剤量として）　頓用1日3回まで

☛ 同一の治療のために「処方1」「処方2」「処方3」…のいずれかを選択することを意味する．

☛ 「処方1」「処方2」「処方3」…の中で「または」として複数の薬剤が記してあるときは，そのいずれかを選択することを意味する．

■「処方1」「処方2」「処方3」…それぞれにおいて同一処方の中に複数の薬剤が記してある場合

例

処方1	タリビッド眼軟膏 0.3%（3.5 g）　　　　　　　1本　1日3回
	セフゾン細粒小児用 10%
	9 mg/kg/日（成分量として）分3　3〜7日間

☛ これら複数の薬剤を併用することを意味する．

処方の解説

・処方例で示した薬剤について，薬効からみた治療効果の根拠などを示す．

薬剤の解説

・処方例で示した薬剤について，添付文書の記載に基づき，"種類""適応""禁忌""副作用""注意""相互作用""警告""慎重投与"，などを示す．
・小児に特徴的なもの，重大なものについて取り上げる．

ここでアドバイス

・処方はもちろん，日常診療において気をつけるべきことや知っておいたほうがよいことについて示す．

目次

1 気道疾患 ... 1

1. 上気道炎（鼻咽頭炎） ... （久田研） 2
2. 急性扁桃炎・溶連菌感染症 ... （久田研） 4
3. クループ症候群 ... （久田研） 7
4. 気管支炎・細気管支炎 ... （大日方薫） 10
5. 肺炎・マイコプラズマ感染症 ... （大日方薫） 13
6. 百日咳 ... （大日方薫） 16
7. インフルエンザ ... （鎌田彩子） 19
8. 中耳炎 ... （鎌田彩子） 22
9. 副鼻腔炎 ... （鎌田彩子） 25

2 消化器疾患 ... 29

10. ウイルス性胃腸炎 ... （工藤孝広） 30
11. 細菌性腸炎 ... （工藤孝広） 33
12. 胃食道逆流症 ... （工藤孝広） 36
13. 胃炎・消化性潰瘍 ... （藤井徹） 39
14. 過敏性腸症候群 ... （藤井徹） 42
15. 便秘症 ... （藤井徹） 45
16. 肛門周囲膿瘍 ... （新井勝大） 48
17. 急性肝炎・慢性肝炎 ... （鈴木光幸） 51
18. 急性膵炎・慢性膵炎 ... （鈴木光幸） 55

3 アレルギー疾患 ... 59

19. 気管支喘息 ... （森真理） 60

20 花粉症（アレルギー性鼻炎・結膜炎） ……………………………（森真理） 64
21 食物アレルギー ……………………………………………（森真理） 67
22 アトピー性皮膚炎 …………………………………………（大山昇一） 70
23 じんま疹 ……………………………………………………（大山昇一） 73
24 アナフィラキシー …………………………………………（大山昇一） 76

4 神経・精神疾患　79

25 てんかん ……………………………………………………（安部信平） 80
26 熱性けいれん ………………………………………………（安部信平） 83
27 頭痛 …………………………………………………………（安部信平） 86
28 周期性嘔吐症候群 …………………………………………（中澤友幸） 89
29 顔面神経麻痺 ………………………………………………（中澤友幸） 92
30 注意欠如・多動性障害 ……………………………………（吉川尚美） 94
31 不安障害 ……………………………………………………（吉川尚美） 97
32 うつ病，うつ状態 …………………………………………（田中恭子） 100

5 腎尿路疾患　105

33 尿路感染症 …………………………………………………（遠藤周） 106
34 ネフローゼ症候群 …………………………………………（遠藤周） 109
35 慢性腎炎 …………………………………………………（藤永周一郎） 112
36 夜尿症 ………………………………………………………（大友義之） 115
37 亀頭包皮炎・外陰腟炎 ……………………………………（大友義之） 118

6 循環器疾患　121

38 心不全 ………………………………………………………（髙橋健） 122
39 不整脈 ………………………………………………………（髙橋健） 125
40 肺高血圧症 …………………………………………………（髙橋健） 128

| 41 | 起立性調節障害 | (佐藤圭子) | 131 |
| 42 | 感染性心内膜炎 | (佐藤圭子) | 134 |

7 内分泌・代謝疾患 … 137

43	糖尿病	(春名英典)	138
44	成長ホルモン分泌不全性低身長症	(春名英典)	142
45	甲状腺機能低下症・亢進症	(春名英典)	145
46	脂質異常症	(東海林宏道)	148
47	Wilson病	(東海林宏道)	151
48	くる病	(東海林宏道)	154

8 膠原病・免疫疾患 … 157

49	若年性特発性関節炎	(大塚宜一)	158
50	リウマチ熱	(大塚宜一)	161
51	全身性エリテマトーデス	(大塚宜一)	164
52	IgA血管炎	(寒竹正人)	167
53	抗リン脂質抗体症候群	(寒竹正人)	170
54	原発性免疫不全症候群	(寒竹正人)	172

9 血液疾患 … 177

55	鉄欠乏性貧血	(藤村純也)	178
56	免疫性血小板減少性紫斑病	(藤村純也)	180
57	血友病	(藤村純也)	183

10 皮膚・眼疾患 … 187

| 58 | 口内炎・鵞口瘡 | (小松充孝) | 188 |
| 59 | おむつ皮膚炎 | (小松充孝) | 191 |

60 伝染性膿痂疹 ……………………………………………(小松充孝) 194
61 伝染性軟属腫 ……………………………………………(木下恵司) 197
62 アタマジラミ ……………………………………………(木下恵司) 199
63 やけど・日焼け …………………………………………(齋藤俊) 201
64 痤瘡 ………………………………………………………(齋藤俊) 203
65 水痘 ………………………………………………………(松永展明) 206
66 帯状疱疹 …………………………………………………(松永展明) 208
67 結膜炎 ……………………………………………………(高安博史) 210
68 麦粒腫・霰粒腫 …………………………………………(高安博史) 213

薬剤索引 ……………………………………………………………………215
事項索引 ……………………………………………………………………220

薬剤情報査読協力者(所属は査読当時)
畦地拓哉	順天堂医院薬剤部
齋藤智之	順天堂医院薬剤部
笹野　央	順天堂医院薬剤部
佐藤邦義	順天堂医院薬剤部
畠山織江	順天堂医院薬剤部
馬場喜弓	順天堂医院薬剤部
吉川泰紀	順天堂医院薬剤部

気道疾患

1. 上気道炎(鼻咽頭炎)
2. 急性扁桃炎・溶連菌感染症
3. クループ症候群
4. 気管支炎・細気管支炎
5. 肺炎・マイコプラズマ感染症
6. 百日咳
7. インフルエンザ
8. 中耳炎
9. 副鼻腔炎

1 上気道炎（鼻咽頭炎）

急性上気道炎は，風邪症候群とも呼ばれ，小児では1年間に6～8回程度罹患する最も頻度の高い疾患の1つである．鼻汁，咳嗽，咽頭痛，微熱などの症状を呈し，通常，1週間程度で自然軽快するが，2週間程度症状が続く症例もある．

急性上気道炎の50～80％はウイルス性であり，各国のガイドラインとも，上気道炎に対するルーチンでの抗菌薬投与は推奨していない．急性咽頭扁桃炎の10％を占める溶連菌感染症に対しては抗菌薬投与が必要となるため，臨床症状に応じた鑑別をしなければならない．また，非感染性疾患であっても同様の症状を呈することがあるため，他の基礎疾患や重篤な疾患などを除外することが大切である．

処方例

発熱（38.5℃以上）

処方1	アンヒバ坐剤 小児用（50/100/200 mg）
	10 mg/kg/回（成分量として）　頓用 1日3回まで
処方2	カロナール細粒 20%
	10 mg/kg/回（成分量として）　頓用 1日3回まで
処方3	カロナールシロップ 2%
	0.5 mL/kg/回（製剤量として）　頓用 1日3回まで

処方の解説

- 小児の急性上気道炎に対する基本治療は，安静と水分補給といった対症療法である．治療薬の多くは，小児では有効性が証明されていない．以下が小児の急性上気道炎に対する処方の考え方である．

  - **抗菌薬**：原則，不要．二次感染を予防する必要もない．小児の10日以上続く湿性咳嗽に対して，感染源の探索と評価を行ったうえで抗菌薬を検討する．
  - **抗ヒスタミン薬**：第一世代の抗ヒスタミン薬は，鼻漏を多少軽減するが，眠気や中枢神経抑制，けいれんの閾値を下げけいれん性疾患の発作頻度を上げる可能性がある．第二世代の抗ヒスタミン薬（非鎮静性）には，鼻漏の改善効果が示されていない．

このため，副作用を考慮し，小児に対して抗ヒスタミン薬は推奨されない．
- **鎮咳薬**：咳嗽の軽減効果は示されていない．呼吸抑制の懸念もあり，小児に対して鎮咳薬の投与は推奨されない．

- 解熱薬も，全身状態が良好ならば必ずしも必要ではない．鼻汁が強ければ，重篤な副作用もない鼻汁吸引や生理食塩水による鼻吸入が一時的な症状の緩和につながる．
- 咳嗽に対しても，気道刺激の緩和が多少なり期待される温かい飲み物などの対症療法を考慮する．1歳以上であれば，はちみつが夜間咳嗽に対して効果を示す．
- OTC薬の6歳未満への使用は推奨されない．

薬剤の解説

1) アンヒバ坐剤 小児用（50/100/200 mg） マイラン EPD
カロナールシロップ 2%（20 mg/mL） あゆみ製薬

- **種類** 解熱・鎮痛薬
- **適応** 小児科領域の解熱・鎮痛，他
- **副作用** ショック，アナフィラキシー，劇症肝炎，肝障害，皮膚粘膜眼症候群など
- **禁忌** 消化性潰瘍，重篤な血液・肝・腎障害，重篤な心機能不全，アスピリン喘息

2) カロナール細粒 20% あゆみ製薬

- **種類** 解熱・鎮痛薬
- **適応** 急性上気道炎の解熱・鎮痛，小児科領域の解熱・鎮痛など
- **副作用** ショック，アナフィラキシー，劇症肝炎，肝障害，皮膚粘膜眼症候群など
- **禁忌** 消化性潰瘍，重篤な血液・肝・腎障害，重篤な心機能不全，アスピリン喘息

ここでアドバイス

風邪に対して抗菌薬という風潮はだいぶ軽減してきたが，鼻汁や咳嗽に対する内服薬の保護者の希望はいまだに強い．急性上気道炎に対する治療薬の効果と副作用を十分に情報提供しつつ，日頃から保護者との信頼関係を構築しておくことが大切である．

2 急性扁桃炎・溶連菌感染症

　上気道炎と同様に急性扁桃炎の多くはウイルス性であり，溶連菌以外は抗菌薬の適応とならないというのが一般的な考え方である．したがって，急性扁桃炎においては溶連菌感染症の診断もしくは除外が大切である．咽頭培養の結果を基に抗菌薬の必要性を判断する方法もあるが，迅速性と利便性に欠ける．そこで，臨床症状と疫学情報を参考に迅速抗原検査を実施し，陽性例には抗菌薬を投与し，陰性例には培養検査を行い，その結果を基に，抗菌薬の必要性を判断する方法も勧められている．この方法は，培養検査に基づく方法と同等の感度と特異度を有している．わが国では，保険で両者を同時に算定することができないため，迅速抗原検査が主体となっている．しかし，迅速抗原検査は培養法よりも感度が低いことを念頭においておかなければならない．臨床的な診断基準（例：centor score）として，①扁桃の滲出物，②前頸部の有痛性リンパ節腫脹，③発熱，④咳がない，も参考になる．

　溶連菌感染症は，咽頭扁桃炎のみならず，伝染性膿痂疹，蜂窩織炎，骨髄炎，猩紅熱，壊死性筋膜炎など様々な感染症を引き起こし，免疫学的機序によって二次的にリウマチ熱や急性糸球体性腎炎も引き起こす．本項では，溶連菌による咽頭扁桃炎への処方を示す．

処方例

第一選択薬

| 処方1 | ワイドシリン細粒20%　50 mg/kg/日（成分量として）　分1　10日間 |

βラクタム系抗菌薬に対する過敏症の既往歴がある場合

処方2	クラリスドライシロップ10%小児用
	15 mg/kg/日（成分量として）　分2　10日間
処方3	ダラシンカプセル（75/150 mg）
	20 mg/kg/日（成分量として）　分3　10日間

処方の解説

- 未治療の溶連菌性咽頭炎も，自然治癒することが多い疾患だが，主たる治療目的は，リウマチ熱の予防である．発症後9日以内に

2 急性扁桃炎・溶連菌感染症

適切な抗菌薬が開始された場合，リウマチ熱をほぼ予防できる．
- アモキシシリンは，近年，分2〜3での投与よりも分1での投与が推奨されている．海外では経口ペニシリンV 分2〜3, 10日間も使用可能だが，わが国では使用できない状況となっている．
- ペニシリンアレルギーがある場合には，マクロライド系抗菌薬を用いる．ただし，マクロライドに耐性を示す場合もあるので，咽頭培養および薬剤感受性検査による薬剤耐性の有無を確認しなければならない．ジスロマック 12 mg/kg/日，分1，5日間（最大500 mg/日）もペニシリンアレルギーでは推奨されるが，わが国では，添付文書外情報である．クリンダマイシンも使用可能だが，剤形がカプセルという問題がある．
- 上記以外にも，セフェム系抗菌薬の10日間（セフポドキシムおよびセフジニルは5日間）がペニシリン系と同等の効果を有するが，耐性菌増加の観点からは，第一選択薬として推奨されていない．

薬剤の解説

1) ワイドシリン細粒 20% Meiji Seika ファルマ
- **種類** ペニシリン系抗菌薬
- **適応** 咽頭・喉頭炎，扁桃炎，肺炎など．適応菌種：連鎖球菌属など
- **副作用** ショック，アナフィラキシー，皮膚粘膜眼症候群，下痢・軟便，味覚異常など
- **禁忌** 伝染性単核球症

2) クラリスドライシロップ 10%小児用 大正製薬-大正富山医薬品
- **種類** マクロライド系抗菌薬
- **適応** 咽頭・喉頭炎，扁桃炎，肺炎など．適応菌種：連鎖球菌属など
- **副作用** ショック，アナフィラキシー，劇症肝炎，肝障害，発疹，悪心・嘔吐など
- **禁忌** コルヒチン投与中の肝障害や腎障害のある患者，ピモジド・エルゴタミン含有製剤・タダラフィル・アスナプレビル・バニプレビル・スボレキサントを投与中の患者

3) ダラシンカプセル（75/150 mg） ファイザー
- **種類** リンコマイシン系抗菌薬
- **適応** 咽頭・喉頭炎，扁桃炎，肺炎など．適応菌種：連鎖球菌属など
- **副作用** 偽膜性大腸炎，ショック，アナフィラキシー，中毒性表皮壊死融解症など
- **禁忌** 過敏症状の既往歴

ここでアドバイス

溶連菌性咽頭炎に対する抗菌薬投与は10日間になるため，アドヒアランスにも配慮することが大切である．アモキシシリンは，分2～3よりも分1投与が好まれる．また，アモキシシリンの細粒製剤は，10％と20％製剤があり，同じ投与量でも20％製剤では総量は半量になる．マクロライド系やクリンダマイシンは安易に使用せず，アレルギー患者に限る必要がある．

3 クループ症候群

　クループ症候群とは，喉頭から気管上部の浮腫により上気道狭窄をきたす疾患である．3か月から3歳を好発年齢とし，狭窄音，犬吠様咳嗽，嗄声を特徴とする．DPTワクチンによりジフテリアが激減した現在，クループ症候群のほとんどは，パラインフルエンザウイルスやRSウイルスなどのウイルス性である．Hibワクチンの普及に伴いインフルエンザ桿菌b型による侵襲性疾患は激減したが，急性喉頭蓋炎との鑑別は必要である．また，感染性以外にも，気道異物や外傷，アレルギーなどでも同様の症状をきたすことから，これらの疾患を念頭においた評価が大切である．

　治療は，ステロイド投与とアドレナリン吸入による気道浮腫の軽減を図ることである．多くは軽症で，入院を必要とすることは少ない．安静時の陥没呼吸，狭窄音，意識障害，呼吸音減弱，チアノーゼを認めた場合には重症としての対応が必要となる．

処方例

処方1　デカドロン エリキシル 0.01％（0.1 mg/mL）
　　　　　　　　　　　　1.5 mL/kg/回（製剤量として）　経口で単回
処方2　ボスミン外用液 0.1％（1 mg/mL）
　　　　　　　　　　　　ボスミン 0.1〜0.3 mL ＋ 生理食塩水 2 mL で吸入

処方の解説

- 臨床症状に応じたスコア（Westleyクループ重症スコア：表1, 2）をもとに対応する．
- 海外でのデキサメタゾンの推奨投与量は，0.15〜0.6 mg/kg（最大10 mg）である．有用性を示す研究の多くは0.6 mg/kgの単回投与であるが，0.15 mg/kgの低用量でも同様に有効かもしれないと考えられている．デカドロン エリキシル 0.01％製剤は，投与量が1.5〜6 mL/kgと多くなるため，わが国では0.15 mg/kgの低用量で投与する傾向にある．プレドニゾロンの経口単回投与の有効性は低い．吸入ブデソニド2 mgは同様の効果があるが，経口デキサメタゾンと併用しても効果は変わらない．
- 吸入エピネフリンは通常10分以内に効果を示す．わが国で用い

られるボスミンは L-アドレナリンであるが,ラセミックエピネフリンと同等の効果と安全性がある.海外での推奨量は,0.5 mL/kg/回(最大 5 mL)と吸入量が多く,副作用への懸念が残る.このため,わが国では 0.01 mL/kg/回で吸入する施設が多いが,臨床的有効性は不明であることを念頭においておく必要がある.

表1 Westley croup severity score

臨床症状	点数
意識状態	正常(睡眠含む)= 0 点, 混乱・不穏= 5 点
チアノーゼ	なし= 0 点, 不穏時にあり= 4 点, 安静時にあり= 5 点
狭窄音	なし= 0 点, 不穏時にあり= 1 点, 安静時にあり= 2 点
呼吸音(含気)	正常= 0 点, 低下= 1 点, 著明に低下= 2 点
陥没呼吸	なし= 0 点, 軽度= 1 点, 中等度= 2 点, 重度= 3 点

表2 重症度に応じたクループの治療例

スコア	重症度	症状	管理方法
2 点以下	軽症	・犬吠様咳嗽時折あり(安静時) ・狭窄音なし ・陥没呼吸なし or 軽度	・内服:処方1 ➡外来管理 ➡親への教育と指導:予想される病勢,呼吸窮迫の症状,再受診のタイミング
3〜7 点	中等症	・犬吠様咳嗽頻繁(安静時) ・陥没呼吸:軽度〜中等度 ・不穏や呼吸窮迫なし	・内服:処方1(増量も検討) ・吸入:処方2 ➡3〜4 時間経過観察 ➡症状遷延や悪化があれば入院管理,症状の改善を認めれば外来管理を継続
8〜11 点	重症	・犬吠様咳嗽頻繁(安静時) ・狭窄音あり ・明らかな陥没呼吸 ・不穏や呼吸窮迫	・内服:処方1(増量も検討)(筋注/静注も考慮) ・吸入:処方2(反復投与を考慮) ➡著明な症状の改善がない限り,通常は入院管理
12 点以上	呼吸不全	・意識レベルの低下 ・安静時の狭窄音 ・重度の陥没呼吸 ・含気不良 ・チアノーゼ,蒼白	・筋注/静注デキサメタゾン単回(0.6 mg/kg) ・吸入:処方2(反復投与を考慮) ➡ICU への入院管理 ➡麻酔科医や耳鼻咽頭外科医との相談

薬剤の解説

1) デカドロン エリキシル 0.01%（0.1 mg/mL） 日医工

- **種類** 副腎皮質ホルモン薬
- **適応** 気管支喘息など．クループ症候群は添付文書外
- **副作用** 誘発感染症，続発性副腎皮質機能不全，消化性潰瘍，糖尿病，精神障害など
- **禁忌** ジスルフィラムまたはシアナミドを投与中の患者

2) ボスミン外用液 0.1%（1 mg/mL） 第一三共

- **種類** アドレナリン液
- **適応** 気管支喘息・百日咳の気管支攣縮の寛解．クループ症候群は添付文書外
- **副作用** 肺水腫，血清カリウム低下，心悸亢進，不整脈，頭痛，悪心・嘔吐など
- **禁忌** 狭隅角や前房が浅く眼圧上昇，ブチロフェノン系・フェノチアジン系などの抗精神病薬，α遮断薬，イソプロテレノールなどのカテコールアミン製剤，アドレナリン作動薬（ただし，緊急時はこの限りでない）

ここでアドバイス

経口デキサメタゾン，ボスミン吸入，いずれも海外で推奨される投与量は，わが国に比べて多い．重症例に対しては，副作用の懸念は残るが，海外推奨量を考慮する．

4 気管支炎・細気管支炎

I 急性気管支炎

　気管支炎は発熱，咳嗽などの気道症状があり，胸部聴診では連続性ラ音を聴取するが胸部X線像では明らかな浸潤像が認められない場合の臨床診断名である．主にウイルス感染症であり，RSウイルス，アデノウイルス，インフルエンザウイルス，パラインフルエンザによるものが多い．細菌性では肺炎マイコプラズマ，肺炎球菌，インフルエンザ菌の頻度が高い．治療は基本的には去痰薬などの対症療法で経過をみる．高熱，湿性咳嗽，膿性痰があり，血液検査で白血球数，CRPの上昇がある場合はインフルエンザ菌，肺炎球菌に対する抗菌薬を開始する．乾性咳嗽であれば肺炎マイコプラズマ，肺炎クラミドフィラを考えてマクロライド系抗菌薬を選択する．

II 細気管支炎

　乳児に多く，主にRSウイルスによる細気管支を中心とした下気道感染症である．RSウイルスは接触感染により鼻咽腔に定着し，4〜6日間の潜伏期を経て上気道炎を発症させる．乳児では漿液性鼻汁が2〜3日先行した後，下気道に進展し，分泌物が細気管支の狭窄や閉塞をきたし，呼気性喘鳴，多呼吸，陥没呼吸などの呼吸困難症状を呈する．生後1か月未満児，早産児，先天性心疾患，慢性肺疾患，免疫不全症，ダウン症では重症化しやすく無呼吸など呼吸不全を呈する．胸部聴診では呼気の喘鳴，吸気の水泡音を認め，胸部X線で過膨張や無気肺所見がある．ヒトメタニューモウイルス，ボカウイルスによる細気管支炎も少なくない．

　乳児期早期は呼吸状態の急速な悪化があるため原則入院加療とする．酸素需要がある場合，脱水が予測される場合も入院適応とする．哺乳・睡眠障害なく全身状態が保たれている場合には外来診療も可能である．

III 反復性喘鳴を呈する気管支炎

　急性気管支炎は通常1週間で軽快し，2〜3週間で治癒する．呼気性喘鳴を反復する場合は乳児喘息の合併を考える．気道症状が改善せず3週間以上長引く場合は遷延性咳嗽となる．咳の性状（乾性，湿性，喘鳴，百日咳様）を確認し，副鼻腔炎，アレルギー素因，胃食道逆流の有無を検索する．感染症としては肺炎マイコプラズマ，

肺炎クラミドフィラ，レジオネラ，百日咳，結核について検査する．

処方例

I　急性気管支炎
ウイルス感染が疑われる場合

処方1	ペラチンドライシロップ小児用 0.1%
	0.04 mg/kg/日(成分量として)　分2　5日間
処方2	ムコダイン DS 50%　　30 mg/kg/日(成分量として)　分3　5日間

細菌性感染(インフルエンザ菌，肺炎球菌)が疑われる場合

処方3	パセトシン細粒 10%
	30〜50 mg/kg/日(成分量として)　分3　2日間

肺炎マイコプラズマ，肺炎クラミドフィラ感染が疑われる場合

処方4	クラリスドライシロップ 10%小児用
	10〜15 mg/kg/日(成分量として)　分2　3日間
処方5	ジスロマック細粒小児用 10%
	10 mg/kg/日(成分量として)　分1　3日間

投与後3日以内に解熱しない場合

処方6	オゼックス細粒小児用 15%
	12 mg/kg/日(成分量として)　分2　5日間(8歳未満)
処方7	ミノマイシン顆粒 2%
	2〜4 mg/kg/日(成分量として)　分2　5日間(8歳以上)

II　細気管支炎

処方8	ホクナリンテープ 0.5 mg　1日1枚　1回貼付(6か月〜3歳)　2日間
	小児用ムコソルバン DS 1.5%
	0.9 mg/kg/日(成分量として)　分3　2日間
	オノンドライシロップ 10%
	7 mg/kg/日(成分量として)　分2　2日間

III　反復性喘鳴を呈する気管支炎

処方9	オノンドライシロップ 10%
	7 mg/kg/日(成分量として)　分2　7日間
処方10	シングレア細粒(4 mg/包)　　1包/日　就寝前　分1　7日間

処方の解説

・処方3では2日後に効果判定し，有効であれば解熱後3日まで抗菌薬を継続する．効果がなければマイコプラズマ感染症に対する抗菌薬に変更する．

- 処方 4, 5 では投与後 3 日以内に解熱すればクラリスは 7 日間追加し継続する．ジスロマックは追加投与なし．
- 処方 8 では呼吸症状が改善すれば 3 日分の追加処方を行う．少なくとも 1 週間は経過を追う必要がある．呼吸状態の悪化があれば入院による保存療法を選択する．
- 処方 9, 10 で喘鳴の残存があれば 14 日間継続する．

薬剤の解説　抗菌薬は 5 肺炎・マイコプラズマ感染症を参照

1) ベラチンドライシロップ小児用 0.1% ニプロ ES ファーマ
2) ホクナリンテープ 0.5 mg マイラン EPD

- 種類　気管支拡張薬，$β_2$-アドレナリン受容体刺激薬
- 適応　急性気管支炎，喘息性気管支炎，気管支喘息
- 副作用　振戦，心悸亢進，血清カリウム値低下

3) ムコダイン DS 50% 杏林製薬

- 種類　去痰薬，粘液修復薬
- 適応　上気道炎，急性気管支炎，気管支喘息の去痰

4) 小児用ムコソルバン DS 1.5% 帝人ファーマ

- 種類　去痰薬，粘膜潤滑薬（肺サーファクタント産生促進薬）
- 適応　急性気管支炎，気管支喘息の去痰

5) オノンドライシロップ 10% 小野薬品工業

- 種類　ロイコトリエン受容体拮抗薬，プランルカスト水和物
- 適応　気管支喘息，1 歳未満の乳児には保険適用外

6) シングレア細粒 4 mg/包 MSD

- 種類　ロイコトリエン受容体拮抗薬，モンテルカストナトリウム
- 適応　気管支喘息，1 歳未満の乳児には保険適用外

　細気管支炎の基本的治療は輸液，酸素投与，鼻汁吸引などの対症療法が中心となる．ロイコトリエン受容体拮抗薬であるオノン，シングレアは回復期以降の遷延する咳嗽，喘鳴の改善に有効との報告がある．一方，ステロイドの効果については明らかなエビデンスはない．

ここでアドバイス

　小児の気管支炎・細気管支炎はウイルス感染症によるものが多い．RS ウイルスに対しては特異的な治療方法はなく，鼻汁吸引・輸液・酸素投与などにより保存的に治療する．気道症状が反復，遷延する場合にはアレルギー，副鼻腔炎の存在が疑われる．

5 肺炎・マイコプラズマ感染症

発熱，鼻汁，咳嗽などの気道症状があり，胸部聴診上，連続性あるいは断続性ラ音が聴取され，胸部X線では透過性の低下した浸潤像を認める．肺に滲出性炎症をきたす原因微生物は年齢によって異なる．肺炎の重症度を判定し(表1)，基礎疾患，ワクチン歴を検討したうえで軽症のときは内服治療で外来通院でよい．

I　ウイルス性肺炎

RSウイルス，アデノウイルス，インフルエンザウイルス，パラインフルエンザによるものが主体となる．流行状況，sick contactを考慮し，迅速検査，抗原・抗体検査で原因ウイルスを推定する．15～30％に細菌との混合感染を認める．

II　市中細菌性肺炎

インフルエンザ菌と肺炎球菌が主な原因菌である．呼吸器感染症ではインフルエンザ菌は主に無莢膜型であり，ヒブワクチンの影響は少ないが，肺炎球菌ではワクチン株の肺炎は減少している．発症後4～5日経過しても解熱せず，湿性咳嗽が強くなる場合には細菌性肺炎を疑う．

III　マイコプラズマ肺炎

6歳以上の市中肺炎はマイコプラズマ感染症の頻度が高い．肺炎

表1　小児市中肺炎の重症度分類

	軽症	中等症	重症
全身状態	良好	不良	不良
経口摂取	可能	不良	不可能
SpO₂低下	なし(≧96％)	90～95％	<90％
呼吸数	正常	異常	異常
無呼吸	なし	なし	あり
努力性呼吸（呻吟・鼻翼呼吸・陥没呼吸）	なし	あり	あり
循環不全	なし	なし	あり
意識障害	なし	なし	あり

年齢別呼吸数(回/分)：新生児<60，乳児<50，幼児<40，学童<20
中等症・重症においては1項目でも該当すれば，中等症・重症と判断する
〔小児呼吸器感染症診療ガイドライン作成委員会：小児呼吸器感染症診療ガイドライン2017．p48，協和企画，2016より転載〕

クラミドフィラも年長児に多い．最近ではマクロライド耐性マイコプラズマが増加しており，問題となっている．

処方例

I ウイルス性肺炎

処方1 ペラチンドライシロップ小児用 0.1%
0.04 mg/kg/日（成分量として） 分2 5日間
ムコダイン DS 50%
30 mg/kg/日（成分量として） 分3 5日間

インフルエンザ感染症の場合

処方2 タミフルドライシロップ 3%
4 mg/kg/日（成分量として） 分2 5日間

II 市中細菌性肺炎

生後2か月〜5歳，耐性菌リスクのない場合

処方3 パセトシン細粒 10%
30〜50 mg/kg/日（成分量として） 分3 2日間

耐性菌リスクあり：①2歳以下，②抗菌薬前投与（2週間以内），③中耳炎合併，④肺炎・中耳炎反復の既往

処方4 クラバモックス小児用配合ドライシロップ 96.4 mg/kg/日
（クラブラン酸 6.4 mg, アモキシシリン 90 mg） 分2 食直前 2日間
処方5 メイアクト MS 小児用細粒 10%
18 mg/kg/日（成分量として） 分3 2日間

III マイコプラズマ肺炎

処方6 クラリスドライシロップ 10% 小児用
10〜15 mg/kg/日（成分量として） 分2 3日間
処方7 ジスロマック細粒小児用 10%
10 mg/kg/日（成分量として） 分1 3日間

投与後3日以内に解熱しない場合

処方8 オゼックス細粒小児用 15%
12 mg/kg/日（成分量として） 分2 5日間（8歳未満）
処方9 ミノマイシン顆粒 2%
2〜4 mg/kg/日（成分量として） 分2 5日間（8歳以上）

処方の解説

・処方3では2日後に効果判定し，有効であれば解熱後3日まで抗菌薬を継続する．効果がなければマイコプラズマ感染症に対する抗菌薬に変更する．

- 処方 4, 5 では 2 日後に効果判定し，有効であれば解熱後 3 日まで抗菌薬を継続する．効果がなければオゼックスに変更する．
- 処方 6, 7 では投与後 3 日以内に解熱すればクラリスは 7 日間追加し継続する．ジスロマックは追加投与なし．

薬剤の解説

1) **パセトシン細粒 10%** アスペンジャパン
2) **クラバモックス小児用配合ドライシロップ** gsk

    適応 クラバモックスの適応症に肺炎は含まれていない．

3) **メイアクト MS 小児用細粒 10%** Meiji Seika ファルマ
4) **クラリスドライシロップ 10%小児用** 大正製薬 - 大正富山医薬品

    種類 クラリスは 14 員環系マクロライド系抗菌薬

5) **ジスロマック細粒小児用 10%** ファイザー

    種類 15 員環系マクロライド系抗菌薬

6) **オゼックス細粒小児用 15%** 富山化学工業 - 大正富山医薬品
7) **ミノマイシン顆粒 2%** ファイザー

　マイコプラズマ肺炎に対するマクロライド抗菌薬の効果は，投与後 3 日以内の解熱で評価できる．無効例では 8 歳未満はオゼックス，8 歳以上はミノサイクリン投与を考える．テトラサイクリン誘導体はハイドロキシアパタイト Ca とキレート結合する．幼児では取り込みが活発であり，歯，骨に沈着する．総投与量 3 g 以上，投与期間 10 日以上になると歯の着色が起こりやすい．重症例に対してステロイド投与が選択されるが，安易な投与は行わない．

ここでアドバイス

　小児市中肺炎の原因微生物は 6 歳未満ではウイルス性が多く，細菌との混合感染は 15～30% である．6 歳以上はマイコプラズマ肺炎が主体であるためマクロライド系抗菌薬が第一選択となる．投与後 2～3 日間で解熱しなければ耐性と判断し，8 歳未満ではオゼックス，8 歳以上ではミノマイシンへの変更を考え，安易なステロイド投与は避ける．

6 百日咳

　百日咳は *Bordetella pertussis* による飛沫感染であり，気道粘膜に定着後に産生する毒素(PT)が長引く激しい咳嗽症状の原因となる．『小児呼吸器感染症診療ガイドライン2017』の診断基準によると1歳未満では咳の期間に限定はなくなった．1歳以上の患者(成人を含む)では1週間以上の特徴的な咳，あるいは症状：吸気性笛声・発作性の連続性の咳嗽・咳嗽後の嘔吐・無呼吸発作(チアノーゼの有無は問わない)の1つ以上を呈した場合が臨床診断例となった．確定例は臨床診断例の定義を満たし，かつ検査診断陽性または検査確定例と接触があった例となった．

　検査での確定は咳発症後からの期間を問わず，①百日咳菌の分離あるいはPCR法またはLAMP法において陽性，②血清診断では百日咳菌IgM/IgA抗体およびPT-IgG抗体価の有意上昇である．IgM/IgA抗体のいずれかが陽性であれば百日咳の可能性が高く，陰性の場合はPT-IgG抗体価により判断される．百日咳含有ワクチン未接種者はPT-IgG抗体10 EU/mL以上を有意上昇とする．血清PT-IgG抗体価が10 EU/mL未満でもペア血清で10 EU/mL以上となれば百日咳の可能性が高い．PT-IgG抗体価10～100 EU/mLでは百日咳含有ワクチン接種者あるいは不明の場合はペア血清2倍以上の抗体価上昇で確定百日咳と判定される．PT-IgG抗体価100 EU/mL以上では百日咳の可能性は高いが確定できない(図1)．

　生後3か月未満の百日咳含有ワクチン未接種乳児では重症化するため，入院での全身管理が行われる．

処方例

ワクチン接種済みの小児(外来)

処方1	クラリスドライシロップ10%小児用 　　　　10～15 mg/kg/日(成分量として)　分2　3日間 ムコダインDS 50%　　30 mg/kg/日(成分量として)　分3　3日間
処方2	エリスロシンドライシロップW 20% 　　　　25～50 mg/kg/日(成分量として)　分4　3日間

　症状の悪化がなければクラリスロマイシンは4日間追加，エリスロマイシンは11日間の追加内服を行う．

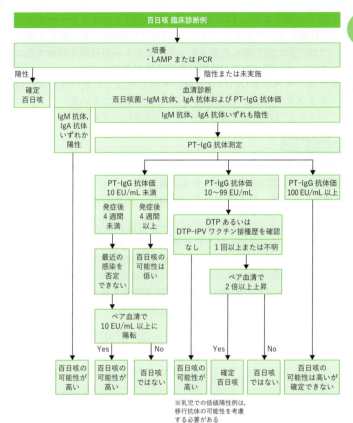

図1 百日咳臨床診断例の検査での確定フローチャート
〔小児呼吸器感染症診療ガイドライン作成委員会：小児呼吸器感染症診療ガイドライン 2017. p239, 協和企画, 2016 より転載・一部改変〕

処方の解説

マクロライド系抗菌薬投与が基準となり，クラリスロマイシン5～7日間投与により百日咳菌は除菌される．百日咳の痙咳期前であれば症状の軽症化が期待できるが，痙咳期に入ると，マクロライド系抗菌薬を投与しても気道症状の改善効果は低い．

- エリスロマイシン14日間投与（長期療法）とクラリスロマイシン7日間およびアジスロマイシン5日間（短期療法）を比較した検討では，菌の消失率に差がなかった．しかし百日咳菌を除菌することにより周囲への二次感染の予防効果がある．
- 米国小児科学会（AAP）は家庭内や保育施設での濃厚接触者にはエリスロマイシン14日間の予防内服を推奨している．アジスロマイシンはわが国では百日咳には保険適応外である．

薬剤の解説

クラリスドライシロップ10%小児用 大正製薬 - 大正富山医薬品

- 種類　14員環系マクロライド系抗菌薬
- 適応　百日咳，マイコプラズマ感染症，クラミジア感染症，カンピロバクター
- 副作用　シトクロムP450酵素系の抑制作用があるため，併用薬剤との相互作用を起こしやすい．テオフィリン，バルプロ酸，カルバマゼピンなどの血中濃度を上昇させるため併用に注意する．

エリスロマイシンの適応・副作用はクラリスロマイシンと同様であるが半減期が短いため，分4〜6投与となる．

ここでアドバイス

マクロライド系抗菌薬が治療に用いられるが，特徴的な咳嗽が出現した後の気道症状に対する抑制効果は少ない．しかし5日間の適正な抗菌薬の内服治療により百日咳菌は除菌されるため通園・通学が可能となる．
なお2018（平成30）年1月より5類感染症の全数把握疾病となり，確定例の届出が必要となった．

7 インフルエンザ

　例年冬季に流行するA型/B型インフルエンザウイルスによる感染症で，突然の高熱に始まり，頭痛・関節痛・倦怠感や咳嗽などを伴う．自然経過では3～4日で一旦解熱した後に再発熱し二峰性の熱型を呈することがある．熱性けいれんや熱せん妄を認めることが比較的多く，重症肺炎や急性脳症などの重篤な合併症も報告されることから注意深い経過観察が重要となる．自然治癒する疾患ではあるが，通常の感冒より自覚症状が重く流行性も強いため抗ウイルス薬投与を要することが多い．

　抗ウイルス薬としては，細胞外へのウイルス放出を抑制するノイラミニダーゼ阻害薬がある．ウイルスの脱殻を阻害するM2蛋白阻害薬(アマンタジン)は，A型のみに有効であり，耐性化や中枢神経系副作用が問題となり通常用いられない．細胞内でのウイルス複製を抑制するRNAポリメラーゼ阻害薬(ファビピラビル)は小児適応がない(2018年2月時点)．

　抗ウイルス薬を使用後早期に解熱しても数日は咽頭や鼻腔からのウイルス排泄が続くため，発症後5日を経過し，かつ，解熱後2日(乳幼児は3日)を経過するまでは出席停止となる．

処方例

抗ウイルス薬　ノイラミニダーゼ阻害薬

処方1　オセルタミビル：
　　　　タミフルドライシロップ3%
　　　　　　　　　　　新生児・乳児　6 mg/kg/日(成分量として)　分2　5日間
　　　　　　幼小児　4 mg/kg/日(成分量として)　分2　5日間　上限150 mg/日
　　　　タミフルカプセル(75 mg)
　　　　　　　　　　　　　　　　2カプセル　分2　5日間　37.5 kg以上の児
処方2　ザナミビル：**リレンザ(5 mg)ブリスター**
　　　　　　　　　　　　　　　　　　　　　4ブリスター　分2　5日間
処方3　ラニナミビル：**イナビル吸入粉末剤(20 mg)キット**
　　　　　　　　　　　　　　　　10歳未満　1キット　単回投与
　　　　　　　　　　　　　　　　10歳以上　2キット　単回投与
処方4　ペラミビル：**ラピアクタ点滴静注液(バイアル150 mg/バッグ300 mg)**
　　　　　　　10 mg/kgを15分以上かけて点滴静注　上限600 mg

漢方

| 処方5 | 麻黄湯 | 0.1〜0.2 g/kg/日　分2〜3食前または食間 |

処方の解説

- 抗ウイルス薬投与により有熱期間を短縮できるが，B型ではA型に比べて解熱効果が弱いことが報告されている．
- 抗ウイルス薬はウイルス増殖を抑制することから発症後48時間以内の開始が原則だが，重症例やハイリスク例では48時間以上経過しても投与を考慮する．
- オセルタミビルは2008/09年シーズンのA/H1N1ソ連型には100%耐性がみられたが，近年流行しているA/H3N2香港型とH1N1pdm2009の耐性株検出率は低い[1,2]．ペラミビルにも交差耐性報告があるが，耐性株の臨床的影響は明らかではない．
- 吸入薬での耐性株の出現はほとんどないとされている．
- 麻黄湯では抗ウイルス効果も報告されているが機序が異なるためノイラミニダーゼ阻害薬との併用は可能である．

薬剤の解説

1) タミフルドライシロップ3%，タミフルカプセル(75 mg) 中外製薬

- **種類** 抗インフルエンザ薬・経口薬
- **適応** A型またはB型インフルエンザウイルス感染症治療およびその予防
- **注意** 因果関係は不明であるが10代患者では服用後の異常行動が報告されており原則として使用しない．1歳未満の新生児・乳児に対しては2016年11月より，3 mg/kg/回，1日2回の投与が保険適応となった．

2) リレンザ(5 mg)ブリスター gsk
イナビル吸入粉末剤(20 mg)キット 第一三共

- **種類** 抗インフルエンザ薬・吸入薬
- **適応** A型またはB型インフルエンザウイルス感染症治療およびその予防
- **副作用** 稀に気管支攣縮の報告があるため気管支喘息症例に投与する際は，必要時短時間作用型気管支拡張薬使用について説明する．
- **注意** 適切に吸入できると判断された場合（おおむね学童期以降）に処方し，院内や薬局での吸入指導が重要となる．

乳蛋白を含む乳糖水和物が含まれているため，乳製品過敏症例ではアナフィラキシーの出現に注意する．

3）ラピアクタ点滴静注液（バイアル 150 mg/バッグ 300 mg）
塩野義製薬

- **種類** 抗インフルエンザ薬・注射薬
- **適応** A型またはB型インフルエンザウイルス感染症治療．
  原則としてハイリスク症例で，上記3剤の使用が困難なときに考慮する．
- **注意** 原則は単回投与だが，重症例では連日投与可能．ただし3日間以上反復投与例は限られている．
  年齢下限はないが，新生児への投与経験は少ないため使用の際は十分なインフォームド・コンセントを得る必要がある．

4）麻黄湯　顆粒製剤　ツムラ
　　　　　　細粒製剤　小太郎漢方製薬，クラシエ製薬

- **適応** インフルエンザ初期
  関節痛・悪寒があり未発汗の時期に使用．一般的には発汗し解熱するまで使用する．
- **注意** 甲状腺機能亢進症，著しく衰弱している者には麻黄の副作用が現れやすい．

参考文献
1) 国立感染症研究所：抗インフルエンザ薬耐性株サーベイランス
http://www.nih.go.jp/niid/ja/influ-resist.html（2017.5.22 アクセス）
2) 池松秀之：特集　インフルエンザの最新事情とその対策〜One Health の観点から〜．4. 抗インフルエンザ薬耐性の実際と対応のあり方．医薬ジャーナル 51(10), 2379-2384, 2015

> **ここでアドバイス**
>
> 異常行動については吸入・注射薬での報告もあり，またインフルエンザ感染症自体でも発現するおそれがあるため，フォロー中は患児を1人にしないように配慮することを説明する．
>
> アスピリンなど NSAIDs はインフルエンザ脳症の予後悪化や Reye 症候群との関連が示唆されているため，解熱薬にはアセトアミノフェンを用いる．

8 中耳炎

急性中耳炎は上気道炎に続発する中耳の急性感染症であり，免疫学的理由から2歳未満児での罹患が多く小児科で初期対応する頻度が高い疾患である．発熱のみが主訴のこともあれば，高熱や耳漏を認めず，耳を気にする仕草や不機嫌が主訴となることもある．また稀ではあるが重症合併症として乳様突起炎や細菌性髄膜炎の報告もある．日常診療のなかで鼓膜所見をとる癖をつけることが重要であり，『小児急性中耳炎診療ガイドライン 2013年版』[1]の重症度分類においても鼓膜所見（発赤・膨隆・耳漏）に重点がおかれている．起因病原体としてはウイルス，細菌感染（2大起因菌：肺炎球菌・インフルエンザ菌）のいずれでも生じる．重症度により抗菌薬非投与から高用量での投与まで検討するが，いずれの場合も漫然と治療せず注意深い経過観察（おおむね3日間ごとに判定）が肝要である．重症度スコアリング・段階別推奨治療（鼓膜切開含む）については先述のガイドラインや『小児上気道炎および関連疾患に対する抗菌薬使用ガイドライン』[2]を参考にされたい．

滲出性中耳炎（鼓膜に穿孔がなく中耳腔に貯留液をもたらし難聴の原因となるが，急性炎症症状のない中耳炎）は，鼓膜・聴力評価の必要性から耳鼻科でフォローされることが多いため本項では扱わない．

「反復性中耳炎」は過去6ヶ月以内に3回以上あるいは過去12ヶ月以内に4回以上の急性中耳炎に罹患するものと定義されている．

処方例

発熱・耳痛

処方1	カロナール細粒20%，シロップ2%，坐剤（小児用 50/100/200 mg） 10〜15 mg/kg/回（成分量として）

急性細菌性中耳炎

処方2	AMPC：パセトシン細粒10%またはサワシリン細粒10% 常用量 20〜40 mg/kg/日　高用量 60〜90 mg/kg/日　上限 1,500 mg/日目安（成分量として）　分 2〜3
処方3	AMPC/CVA：クラバモックス小児用配合ドライシロップ 96.4 mg/kg/日

※分包製剤：0.505 g/包を使用する場合は，次の体重換算による服用量を目安とする．
体重 6〜10 kg：2 包/日，11〜16 kg：4 包/日，17〜23 kg：6 包/日，24〜30 kg：8 包/日　分 2 食直前

処方 4　CDTR-PI：メイアクト MS 小児用細粒 10%
常用量 9 mg/kg/日　高用量 18 mg/kg/日　上限 600 mg/日（成分量として）　分 3

処方 5　TFLX：オゼックス細粒小児用 15%
12 mg/kg/日　上限 360 mg/日（成分量として）　分 2

処方 6　TBPM-PI：オラペネム小児用細粒 10%
8 mg/kg/日（成分量として）　分 2

処方 7　CTRX：ロセフィン静注用（0.5/1 g）
60 mg/kg/回

反復性中耳炎

処方 8　**十全大補湯**
0.1〜0.2 g/kg/日（製剤量として）　分 2〜3 食前または食間　成人量 7.5 g/日

処方の解説

- 細菌性中耳炎では抗菌薬耐性菌が多く，中耳腔は薬剤の組織移行性が低いため高用量での対応を検討することも多い．その際は成人の上限を超えないように注意する．
- 抗菌薬投与期間は total で 7 日間前後を要することが多い．
- 点耳薬（抗菌薬やステロイド薬）の適応は鼓膜穿孔例や，鼓膜切開後の比較的大きな穿孔のある症例に限られている．
- 十全大補湯は免疫賦活化作用があることから小児反復性中耳炎に対する長期投与の有用性が報告されている．

薬剤の解説

1) カロナール細粒 20%，シロップ 2%，坐剤（小児用 50/100/200 mg）
あゆみ製薬

- 種類　解熱鎮痛薬（アセトアミノフェン）
- 適応　小児科領域における解熱・鎮痛

2) パセトシン細粒 10% 協和発酵キリン
サワシリン細粒 10% アステラス製薬
クラバモックス小児用配合ドライシロップ gsk

- 種類　ペニシリン系抗菌薬（クラバモックスは β-ラクタマーゼ阻害薬配合）
- 禁忌　ペニシリンアレルギー，伝染性単核症
- 注意　クラバモックスはクラブラン酸の吸収阻害を避けるため食

直前での投与が望ましい．

3) メイアクト MS 小児用細粒 10% Meiji Seika ファルマ

- 種類 セフェム系抗菌薬
- 禁忌 セフェム系抗菌薬アレルギー
- 注意 ピボキシル基を有しているため，低カルニチン血症に伴う低血糖が現れることがある．血清カルニチンが低下する先天性代謝異常症例には投与しない．

4) オゼックス細粒小児用 15% 富山化学工業 – 大正富山医薬品

- 種類 ニューキノロン系抗菌薬
- 禁忌 ニューキノロン系抗菌薬アレルギー
- 注意 てんかんなどけいれん性疾患の既往のある者ではけいれんを起こすことがあるため慎重投与

5) オラペネム小児用細粒 10% Meiji Seika ファルマ

- 種類 経口カルバペネム系抗菌薬
- 禁忌 カルバペネム系抗菌薬アレルギー，バルプロ酸製剤投与中の患者（てんかん発作出現のおそれ）
- 注意 ピボキシル基を有しているため，3) と同様の注意を要する．

6) ロセフィン静注用 (0.5/1 g) 中外製薬

- 種類 点滴用セフェム系抗菌薬
- 禁忌 セフェム系抗菌薬アレルギー

7) 十全大補湯　顆粒製剤 ツムラ
　　　　　　　細粒製剤 小太郎漢方製薬，クラシエ製薬

- 適応 疲労倦怠，食欲不振，手足の冷え

引用・参考文献

1) 日本耳科学会，他（編）：小児急性中耳炎診療ガイドライン 2013 年版．pp39-43，金原出版，2013
2) 草刈章，他：小児上気道炎および関連疾患に対する抗菌薬使用ガイドライン．外来小児科 8(2)，146-173，2005

ここでアドバイス

抗菌薬内服中は下痢対策として乳酸菌や酪酸菌薬の併用を考慮する．オゼックスとオラペネムに関しては耐性菌の発現などを防ぐため，原則として起因菌の感受性を確認し，治療上必要最小限の投与に留めること．

9 副鼻腔炎

「急性副鼻腔炎」は上気道炎に続発し，「急性に発症し，発症から4週間以内の鼻副鼻腔の感染症で，鼻閉，鼻漏，後鼻漏，咳嗽といった呼吸器症状を呈し，頭痛，頬部痛，顔面圧迫感などを伴う疾患」と定義されている[1]．ほとんどが急性鼻炎を伴っているので，急性鼻副鼻腔炎とも呼ばれる．小児では頭痛，頭重感を訴えることは少なく，遷延性咳嗽の原因となることがある．乳幼児期は病的症状のない児でも副鼻腔の粘膜肥厚が高率に認められることからCTなど画像検査の特異度は低いが，眼窩蜂窩織炎や脳膿瘍の合併が考えられるときは有用である．起因病原体のうち細菌では中耳炎と同様，肺炎球菌とインフルエンザ菌が2大起因菌だが，膿性鼻汁は必ずしも細菌感染を示唆しておらず7～10日間以内に自然軽快することも多い．また4週間以上症状が遷延するものを亜急性，慢性副鼻腔炎と分類することがあるが，きょうだいが居たり，乳児期から集団保育に通っている例では上記症状の反復・遷延は珍しいことではなく，ウイルス性・細菌性の厳密な鑑別や病期分類は現実的に困難なことも多い．いずれの場合においても鼻処置を励行し，合併症の出現に注意することが重要であり，安易な抗菌薬投与は慎むべきである．

処方例

後鼻漏・粘性痰

処方1	ムコダイン DS 50％，シロップ 5％
	30 mg/kg/日（成分量として）　分3
処方2	小児用ムコソルバン DS 1.5％，シロップ（3 mg/mL）
	0.9 mg/kg/日（成分量として）　分3

急性細菌性副鼻腔炎

処方3	AMPC：パセトシン細粒10％またはサワシリン細粒10％
	常用量 20～40 mg/kg/日　高用量 60～90 mg/kg/日　上限 1,500 mg/日（成分量として）目安　分2～3
処方4	AMPC/CVA：クラバモックス小児用配合ドライシロップ
	96.4 mg/kg/日
	※分包製剤：0.505 g/包を使用する場合は，次の体重換算による服用量を目安とする．

```
            体重 6〜10 kg：2 包/日，11〜16 kg：4 包/日，17〜23 kg：6 包/日，
            24〜30 kg：8 包/日　分 2 食直前
処方 5   CDTR-PI：メイアクト MS 小児用細粒 10%
         常用量 9 mg/kg/日　　高用量 18 mg/kg/日　　上限 600 mg/日（成分量
         として）
処方 6   AZM：ジスロマック細粒小児用 10%
                             10 mg/kg/日（成分量として）　分 1　3 日間
```

処方の解説

- 抗菌薬投与期間は total で 7〜10 日間要することが多い．
- AMPC は耐性肺炎球菌感染が疑われる際は初回から高用量の投与が望ましい．
- AMPC/CVA は β-ラクタマーゼ産生アンピシリン耐性インフルエンザ菌にも有効とされる．2015 年 5 月に副鼻腔炎に対する適応症追加の承認を取得した．
- セフェム系のなかで CDTR は β-ラクタマーゼ非産生アンピシリン耐性インフルエンザ菌への抗菌活性が比較的高い．
- マクロライド系抗菌薬は，副鼻腔粘膜への組織移行性が良好であり，AZM（アジスロマイシン）（15 員環系）は，インフルエンザ菌に対して感受性が良好とされているが，わが国では耐性化も進んでおり第一選択薬とはならず β-ラクタム系アレルギー症例に対して投与を検討することが多い．

薬剤の解説

1）ムコダイン DS 50%，シロップ 5% 杏林製薬

- 種類　気道粘液修復薬
- 適応　慢性副鼻腔炎の排膿

2）小児用ムコソルバン DS 1.5%，シロップ（3 mg/mL） 帝人ファーマ

- 種類　気道潤滑薬
- 適応　慢性副鼻腔炎の排膿

3）パセトシン細粒 10% 協和発酵キリン
　サワシリン細粒 10% アステラス製薬
　クラバモックス小児用配合ドライシロップ gsk

- 種類　ペニシリン系抗菌薬（クラバモックスは β-ラクタマーゼ阻害薬配合）
- 禁忌　ペニシリンアレルギー，伝染性単核症

> **注意** AMPCの保険適応症に副鼻腔炎の記載はないが,「医薬品の適応外使用に係る保険診療上の取り扱いについて」保医発0316第1号(2012年3月)において急性副鼻腔炎への使用例を審査上認めるとされた.
> クラバモックスはクラブラン酸の吸収阻害を避けるため食直前での投与が望ましい.

4) メイアクトMS小児用細粒10% Meiji Seika ファルマ

> **種類** セフェム系抗菌薬

> **禁忌** セフェム系抗菌薬アレルギー

> **注意** ピボキシル基を有しているため,低カルニチン血症に伴う低血糖が現れることがある.血清カルニチンが低下する先天性代謝異常であることが判明した場合には投与しない.

5) ジスロマック細粒小児用10% ファイザー

> **種類** マクロライド系抗菌薬

> **注意** 酸性飲料で服用すると苦味が増すため,水または牛乳などの中性飲料で速やかに服用すること

参考文献
1) 日本鼻科学会急性鼻副鼻腔炎診療ガイドライン作成委員会(編):急性鼻副鼻腔炎診療ガイドライン2010年版(追補版). 日鼻科会誌53(2), 103-160, 2014

ここでアドバイス

抗菌薬内服中は下痢を伴うことがあるため乳酸菌や酪酸菌薬の併用を考慮する.

アデノイド(咽頭扁桃)肥大合併症例では鼻閉が起こりやすく,難治経過をたどることがあるため耳鼻科との連携が重要である.鼻をかめない乳幼児では食塩水と重曹による鼻洗浄液を用いた鼻汁吸引処置や,家庭での日常的な処置を指導することも非常に有用である.

局所血管収縮剤は鼻閉の強い急性期に使用すると症状緩和効果が得られるが,乳幼児では副作用の懸念から推奨されない.

2

消化器疾患

- 10 ウイルス性胃腸炎
- 11 細菌性腸炎
- 12 胃食道逆流症
- 13 胃炎・消化性潰瘍
- 14 過敏性腸症候群
- 15 便秘症
- 16 肛門周囲膿瘍
- 17 急性肝炎・慢性肝炎
- 18 急性膵炎・慢性膵炎

10 ウイルス性胃腸炎

　ウイルス性胃腸炎は，ロタウイルス，ノロウイルスなどのウイルスが感染することで発症する胃腸炎である．感染経路は経口感染であるが，汚染した環境や食物を介して感染することがしばしばみられる．潜伏期間は1～3日の後に，嘔吐，下痢，腹痛，発熱などがみられる．特異的な抗ウイルス薬はなく，嘔吐，下痢，脱水症に対する対症療法を行う．代表的な合併症は脱水症であり，ときにショックを呈する．他にけいれん，脳症，肝障害，腎機能障害がみられることもある．

　ロタウイルス，ノロウイルス，アデノウイルスの判定に関して迅速キットが販売されている．また，2011年からわが国でもロタウイルスワクチンが導入され，発症予防効果がみられている．

処方例

対症療法

処方1	**ナウゼリン坐剤(10/30 mg)またはドライシロップ1%** 　　　　1 mg/kg/回(成分量として)　8時間以上あけて1日2回まで 　　　　　　　　　　　　　　　　(悪心・嘔吐があるときのみ)
処方2	**ビオフェルミン配合散，ラックビー微粒N，ミヤBM細粒**など 　　　　0.1 g/kg/日(製剤量として)　分3　(下痢があるとき)

脱水症に対する治療

処方3	**ソリタ-T配合顆粒2号，3号** 　1包4 gを水100 mLに溶解し，1回20～100 mLを1日8～10回摂取する(脱水が軽症のとき)
処方4	**ソリタ-T1号輸液**　　10～30 mL/kg　50～100 mL/時間　点滴静注 　(初期輸液　脱水中等症～重症のとき，利尿がつくまで) **ソリタ-T3号輸液** 　　　　60～100 mL/kg/日　点滴静注(初期輸液後の維持輸液として)

処方の解説

対症療法

- 嘔吐に対してナウゼリンなどの制吐薬(坐剤またはドライシロップ)を使用する．点滴が確保されている場合には，プリンペランを点滴静注する場合もある．

- 悪心が消失したら中止し，経口摂取を促す．ウイルス性胃腸炎に罹患したときは胃腸の蠕動運動が低下している．制吐薬の薬効は，胃の律動的な自動運動を増大させると同時に，胃前庭部-十二指腸協調運動を著明に促進する作用がある．第四脳室底に位置するCTZ(化学受容器引き金帯)の刺激に対して抑制的に働き，選択的な制吐作用を示す．
- 下痢に対しては整腸薬を処方する．抗菌薬などは処方しない．整腸薬は下痢がなくなったら内服終了する．整腸薬の薬効は，腸内環境を整える作用として他の病原菌の増殖を抑制する作用，腸内細菌叢の改善する作用などがある．

脱水に対する治療

- 脱水が軽症の場合，経口補水液にて加療する．薬品としての経口補水液は，ソリタ-T配合顆粒がある．他にOS-1などの経口補水液も同様に脱水補正と電解質補給・維持に対して有効である．

薬剤の解説

1) ナウゼリン坐剤(10/30 mg)，ドライシロップ1% 協和発酵キリン
- **種類** 消化管運動改善薬
- **副作用** 内分泌調節異常，錐体外路症状などがある．小児において錐体外路症状，意識障害，けいれんが発現することがあるため，特に1歳未満の乳児には用量に注意し，3歳未満の乳幼児には7日以上の連用を避けること．

2) プリンペラン注射液10 mg アステラス製薬
- **種類** 消化管機能異常治療薬
- **副作用** 内分泌調節異常，錐体外路症状などがある．他に悪性症候群，意識障害，けいれんなどがみられることがある．

3) ビオフェルミン配合散 武田薬品工業-ビオフェルミン製薬
ラックビー微粒N 興和創薬-興和
ミヤBM細粒 ミヤリサン製薬
- **種類** 乳酸菌製剤，ビフィズス菌製剤，酪酸菌製剤
- **副作用** 軽微な副作用のみである．

4) ソリタ-T配合顆粒2号，3号 エイワイファーマ-陽進堂
- **種類** 内服用電解質薬
- **禁忌** 腸管閉塞，腸穿孔，小腸機能障害，重篤な腎障害がある場合

5) ソリタ-T1号，T3号輸液 エイワイファーマ-陽進堂

種類 輸液用電解質薬
禁忌 乳酸血症がある場合

> **ここでアドバイス**
>
> 突然の頻回嘔吐を診た場合はウイルス性胃腸炎が最も多いが，嘔吐の原因は多岐にわたる．髄膜炎，下気道感染症，先天性消化管疾患などを常に鑑別していく必要がある．ウイルス感染症であるため対症療法を中心とした治療を行う．脱水症を合併しやすいため，体重減少の程度を確認しておく必要がある．

11 細菌性腸炎

　細菌性腸炎は，細菌に汚染された飲食物を摂取することで発症する急性腸炎である．原因細菌は病原性大腸菌，カンピロバクター，サルモネラなどがある．集団発生した場合は食中毒という．潜伏期間は1〜7日間で，発熱，腹痛，下痢，血便などを呈する．ベロ毒素陽性腸管出血性大腸菌感染症では溶血性尿毒症候群，カンピロバクター腸炎ではギラン・バレー症候群，サルモネラでは敗血症や脳症を合併することがある．

　病状によって抗菌薬を投与する除菌治療と整腸薬を投与し排菌を促す治療を行う．近年では抗菌薬を使用せず整腸薬のみで治療する施設が増えている．細菌性腸炎でもウイルス性胃腸炎と同様に経口補水液（ORS）を摂取して脱水症を予防する．

処方例

対症療法

処方1	ビオフェルミン配合散，ラックビー微粒N，ミヤBM細粒など 0.1 g/kg/日（製剤量として）　分3（下痢があるとき）

抗菌薬治療

処方2	ホスミシンドライシロップ　　　40〜120 mg/kg（成分量として）　分3 原因菌が判明したときには感受性に則した抗菌薬へ変更する

脱水症に対する治療

処方3	ソリタ-T配合顆粒2号，3号　　1包4gを水100 mLに溶解し，1回 20〜100 mLを1日8〜10回摂取する（脱水が軽症のとき）
処方4	ソリタ-T1号輸液　　　10〜30 mL/kg　50〜100 mL/時間　点滴静注 （初期輸液　脱水中等症〜重症のとき，利尿がつくまで）
	ソリタ-T3号輸液 60〜100 mL/kg/日　点滴静注（初期輸液後の維持輸液として）

処方の解説

対症療法

● 下痢に対しては整腸薬を処方する．抗菌薬などは処方しない．整腸薬は下痢がなくなったら内服終了する．整腸薬の薬効は，腸内環境を整える作用として他の病原菌の増殖を抑制する作用，腸内

細菌叢を改善する作用などがある．

抗菌薬治療

- 細菌性腸炎を疑った場合には，便培養を提出する必要がある．便培養の結果から，抗菌薬が必要である場合にのみ抗菌薬を処方する．表1に細菌性腸炎の特徴と抗菌薬をまとめた．
- ホスホマイシンの作用機序は，細胞質膜の能動輸送系によって効率的に菌体内に取り込まれ，細胞壁 peptidoglycan の生合成を初期段階で阻害することにより抗菌作用を示す．グラム陽性菌，グラム陰性菌に対して殺菌的に作用する．

脱水に対する治療

- 脱水が軽症の場合，ORS にて加療する．薬品としての ORS には，ソリタ-T 配合顆粒がある．他に OS-1 などの ORS も同様に脱水補正と電解質補給・維持に対して有効である．

薬剤の解説

1) ビオフェルミン配合散 武田薬品工業 - ビオフェルミン製薬
ラックビー微粒 N 興和創薬 - 興和
ミヤ BM 細粒 ミヤリサン製薬

- **種類** 乳酸菌製剤，ビフィズス菌製剤，酪酸菌製剤
- **副作用** 軽微な副作用のみである．

2) ホスミシンドライシロップ Meiji Seika ファルマ

- **種類** ホスホマイシン系抗菌薬
- **適応** 適応菌種は，ブドウ球菌属，大腸菌，赤痢菌，サルモネラ属，セラチア属，プロテウス属，モルガネラ・モルガニー，プロビデンシア・レットゲリ，緑膿菌，カンピロバクター属．適応症は，深在性皮膚感染症，膀胱炎，腎盂腎炎，感染性腸炎，涙嚢炎，麦粒腫，瞼板腺炎，中耳炎，副鼻腔炎
- **副作用** 偽膜性大腸炎などの血便を伴う重篤な大腸炎

3) ソリタ-T 配合顆粒 2 号，3 号 エイワイファーマ - 陽進堂

- **種類** 内服用電解質薬
- **禁忌** 腸管閉塞，腸穿孔，小腸機能障害，重篤な腎障害がある場合

4) ソリタ-T1 号，T3 号輸液 エイワイファーマ - 陽進堂

- **種類** 輸液用電解質薬
- **禁忌** 乳酸血症がある場合

表1 細菌性腸炎の特徴と抗菌薬

細菌	特徴	潜伏期間	抗菌薬
病原性大腸菌	原因:牛肉など 腸管出血性大腸菌では溶血性尿毒症症候群などを合併	3～4日	ホスミシン,バクシダールなど
サルモネラ菌	原因:生卵など 5～10%に菌血症を合併	8～72時間	ホスミシン,サワシリンなど
カンピロバクター菌	原因:鶏肉,豚肉など 細菌性腸炎で最も多い ギラン・バレー症候群を合併	1～7日	エリスロシン,クラリス
エルシニア菌	*Yersinia pseudotuberculosis* 感染症:川崎病類似症状を呈する	1～10日	バクシダール,メイアクトなど
赤痢菌	夏季に多い 輸入感染症	12時間～数日	ホスミシン,バクシダール,オゼックスなど
ボツリヌス菌	毒素型 原因:はちみつなど	1～3時間	なし
ブドウ球菌	毒素型 原因:おにぎりなど	12～36時間	なし

ここでアドバイス

汚染された飲食物の摂取歴,腹痛,下痢,粘液,血便をみた場合は細菌性腸炎を疑う.その際には便培養を提出し起因菌の特定に努める.起因菌により抗菌薬や合併症が異なるため,治療中も治療後も慎重な経過観察が必要である.

12 胃食道逆流症

胃に一度入った食物やミルクが食道内に逆流する現象を胃食道逆流現象と呼び,逆流によって症状や合併症を伴うものを胃食道逆流症という.表1に胃食道逆流症の症状をまとめた.一般的には乳児期に発症し,2歳までに消失することが多い.しかし,2歳以降も続く場合には精密検査が必要である.2006年に発表された小児胃食道逆流症診断治療指針では,嘔吐などの症状がある場合に胃食道逆流症を疑って診断と治療を進めていく.第一段階で家族への説明および生活指導,第二段階で授乳,第三段階で薬物療法,第四段階で体位療法,第五段階で外科療法として診断と治療を並行して行っていく.

本項では第三段階で使用する薬物療法の処方について記述する.

表1 胃食道逆流症の症状

消化器症状	嘔吐,悪心,吐血,下血,哺乳不良,反芻運動
呼吸器症状	慢性咳嗽,喘鳴,繰り返す呼吸器感染症,乳幼児突発性危急事態(ALTE),無呼吸発作
その他	体重増加不良,不機嫌,胸痛,腹痛,貧血,咽頭痛,姿勢異常

処方例

胃酸分泌抑制薬

処方1　H_2受容体拮抗薬
　　　　ガスター　　　　　　　　　　1 mg/kg/日(成分量として)　分2
　　　　または
　　　　タガメット　　　　　　　　　40 mg/kg/日(成分量として)　分2
処方2　プロトンポンプ阻害薬
　　　　タケプロン　　　　　　　　　0.75 mg/kg/日(成分量として)　分1
　　　　または
　　　　オメプラール　　　　　　　　0.5 mg/kg/日(成分量として)　分1

消化管機能改善薬

処方3　**ガスモチン**　　　　　　　　　0.5 mg/kg/日(成分量として)　分3
　　　　または
　　　　ナウゼリン　　　　　　　　　0.3〜0.6 mg/kg/日(成分量として)　分3

処方の解説

胃酸分泌抑制薬

- 胃酸の逆流による逆流性食道炎を改善させるため，胃酸分泌抑制薬を使用する．H_2受容体拮抗薬は，胃酸分泌の促す神経伝達物質の1つであるヒスタミンが受容体に拮抗することで胃酸分泌を抑制する．プロトンポンプ阻害薬は，ガストリンやヒスタミンなどの胃酸分泌促進物質の刺激を受け，胃の壁細胞から胃酸を分泌する輸送体であるプロトンポンプの働きを阻害することで胃酸分泌を抑制する．
- 保険適応については，H_2受容体拮抗薬は胃食道逆流症で保険適応を有しているが，プロトンポンプ阻害薬は小児への適応がないため，使用する場合には十分なインフォームド・コンセントが重要である．

消化管機能改善薬

- アセチルコリンは胃腸の消化管のぜん動を活発にする物質である．胃や大腸に局在している$5-HT_4$(セロトニン4)受容体が刺激されるとアセチルコリンが分泌され，胃腸の動きが促進される．
- モサプリド(ガスモチン)は$5-HT_4$受容体の刺激作用によってアセチルコリン分泌の促進し，消化管運動を活発にする薬剤である．

薬剤の解説

1) ガスター アステラス製薬
タガメット 大日本住友製薬

種類 H_2受容体拮抗薬

効能・効果 胃潰瘍，十二指腸潰瘍，吻合部潰瘍，上部消化管出血，逆流性食道炎，Zollinger-Ellison症候群，急性胃炎，慢性胃炎の急性増悪

副作用 ショック，アナフィラキシー，再生不良性貧血，無顆粒球症，中毒性表皮壊死融解症，肝機能障害，横紋筋融解症，QT延長，意識障害・けいれん，間質性腎炎，間質性肺炎など

2) タケプロン 武田薬品工業
オメプラール アストラゼネカ

種類 プロトンポンプ阻害薬

効能・効果 胃潰瘍，十二指腸潰瘍，吻合部潰瘍，逆流性食道炎，Zollinger-Ellison症候群，非びらん性胃食道逆流症，低

用量アスピリン投与時における胃潰瘍または十二指腸潰瘍の再発抑制，NSAIDs投与時における胃潰瘍または十二指腸潰瘍の再発抑制，ヘリコバクター・ピロリの除菌の補助

副作用 ショック・アナフィラキシー，汎血球減少・無顆粒球症，重篤な肝機能障害，中毒性表皮壊死融解症，偽膜性大腸炎，間質性肺炎，間質性腎炎など

3）ガスモチン　大日本住友製薬

種類 消化管運動機能改善薬

効能・効果 慢性胃炎に伴う消化器症状（胸やけ，悪心・嘔吐），経口腸管洗浄剤によるバリウム注腸X線造影検査前処置の補助

副作用 劇症肝炎・肝機能障害，過敏症，白血球減少，下痢・軟便，腹痛，悪心・嘔吐，心悸亢進，めまい・ふらつき，頭痛，振戦など

ここでアドバイス

胃食道逆流症は，主に嘔吐などの消化器症状を認めるが，ときに嘔吐ではなくALTE症状を呈することもある．ALTEのような緊急性を要する場合には診断的治療として胃食道逆流症の治療を開始することもある．乳児では体重増加とともに症状が軽快していくことが多いため，薬物療法だけでなく授乳方法や体位療法も積極的に行う必要がある．

13 胃炎・消化性潰瘍

　胃炎とは，胃粘膜の組織学的炎症を示すため，診断には内視鏡検査，病理検査（シドニー分類）が必要である．しかし，侵襲的な検査であるため多くは臨床的診断となる．急性胃炎の原因としては，薬剤性（NSAIDs，ステロイドなど），ストレス，アレルギー，感染症（*H. pylori* など），腐食性化学物質などが考えられる．慢性胃炎の原因としては，*H. pylori* 感染症との関連がよく知られている．

　消化性潰瘍は，*H. pylori* 感染症と NSAIDs が主な原因である．胃潰瘍の約 40％，十二指腸潰瘍の約 80％に *H. pylori* 感染症が認められる．その他に，血管性紫斑病，Crohn 病，感染症（サイトメガロウイルスなど），Zollinger-Ellison 症候群などがあるが，原因が特定できないことも多い．

処方例

急性胃炎

処方1	ガスター錠，散，D錠	0.5〜1.0 mg/kg/日（成分量として）	分2
処方2	ムコスタ錠（100 mg）	3錠	分3
処方3	タケプロン OD 錠（15 mg）	2錠	分2

消化性潰瘍

処方1	タケプロン OD 錠（15 mg）	2錠	分2
処方2	ガスター錠，散，D錠	1 mg/kg/日（成分量として）	分2
処方3	サワシリン錠，細粒	50 mg/kg/日（最大 1,500 mg）（成分量として）	分2
	クラリス錠，ドライシロップ	10〜20 mg/kg/日（最大 800 mg）（成分量として）	分2
	タケプロン OD 錠	1.5 mg/kg/日（最大 60 mg）（成分量として）	分2
処方4	サワシリン錠，細粒	50 mg/kg/日（最大 1,500 mg）（成分量として）	分2
	フラジール内服錠	10〜20 mg/kg/日（最大 500 mg）（成分量として）	分2
	タケプロン OD 錠	1.5 mg/kg/日（最大 60 mg）（成分量として）	分2

処方の解説

- 急性胃炎の治療は，原因除去が第一選択となるが，酸分泌抑制薬の H_2 受容体拮抗薬，プロトンポンプ阻害薬，選択的ムスカリン

受容体拮抗薬など，防御因子増強薬として粘膜保護薬，組織修復・粘液産生分泌促進薬などを使用する．
- 逆流性食道炎を伴っている場合には，プロトンポンプ阻害薬の使用を検討する．
- 消化性潰瘍に対しては，出血性潰瘍の場合には内視鏡的止血治療を行い，胃酸分泌抑制薬（PPIまたはH_2受容体拮抗薬）の経静脈的投与後に内服薬へ切り替えていく．
- 原因が *H. pylori* 感染症と判明した場合には，一次除菌として，クラリスロマイシン，アモキシシリン，PPI の 3 剤併用療法を 7～14 日間行う．しかし，小児ではクラリスロマイシン耐性菌が約 40％と増加しているため，あらかじめ内視鏡検査の際に，粘膜組織から薬剤感受性試験を行うことを推奨する．
- クラリスロマイシン耐性であることが判明していたら，メトロニダゾールに代えた 3 剤併用療法を 7～14 日間行う．

薬剤の解説

1) ガスター散 2/10％，錠（10/20 mg），D 錠（10/20 mg）
アステラス製薬

- **種類** H_2 受容体拮抗薬
- **適応** 胃潰瘍，十二指腸潰瘍，上部消化管出血，逆流性食道炎，Zollinger-Ellison 症候群，急性胃炎，慢性胃炎の急性増悪期
- **注意** 血液像，肝機能，腎機能に注意すること
- **相互作用** アゾール系抗真菌薬イトラコナゾールの薬剤血中濃度が低下する．

2) ムコスタ顆粒 20％，錠（100 mg） 大塚製薬

- **種類** レバミピド
- **適応** 胃潰瘍，急性胃炎・慢性胃炎の急性増悪期の胃粘膜病変の改善
- **副作用** 白血球減少，血小板減少，肝機能障害，黄疸など

3) タケプロンカプセル（15/30 mg），OD 錠（15/30 mg） 武田薬品工業

- **種類** プロトンポンプ阻害薬
- **適応** 小児は保険適応外である．一般的に，胃潰瘍，十二指腸潰瘍，逆流性食道炎，Zollinger-Ellison 症候群，*H. pylori* 感染症の除菌の補助，低用量アスピリン投与時における胃潰瘍または十二指腸潰瘍の再発抑制の場合（OD 錠 15 mg のみ），

NSAIDs投与時における胃潰瘍または十二指腸潰瘍の再発抑制の場合(OD錠15 mgのみ)，非びらん性胃食道逆流症(OD錠15 mgのみ)

相互作用 テオフィリンの血中濃度が低下することがある．タクロリムス水和物の血中濃度が増加することがある．

4) サワシリン細粒10%，錠(250 mg)，カプセル(125/250 mg)
アステラス製薬

5) クラリスドライシロップ10%，錠(50 mg小児用)，錠(200 mg)
大正製薬 – 大正富山医薬品

6) フラジール内服錠(250 mg) 塩野義製薬

4)～6) いずれも *H. pylori* 除菌治療で使用する抗菌薬．

ここでアドバイス

胃潰瘍では食後，十二指腸潰瘍では空腹時の痛みが強いとされるが，典型的な経過を示さない症例もある．そのため，他の疾患との鑑別のためにも夜間の腹痛による覚醒や早朝空腹時痛，胃がん・*H. pylori* 感染・消化性潰瘍の家族歴，酸分泌抑制薬の効果などの問診は重要である．

14 過敏性腸症候群

　機能性消化管障害は，消化管症状があるが器質的病変や生化学的異常のない病態で，Rome 分類により症状，年齢別に分けられている．そのなかに，過敏性腸症候群(IBS)があり，「慢性に経過する，腹痛を伴う便通異常で，排便により症状が改善する．原因となる器質的病変あるいは内分泌異常がない」ことをいう．その成因は不明で，遺伝的素因，腸管炎症，腸管免疫，ストレスなど複数の要因により起こる．特に，精神的ストレスと消化管症状の関連はよく知られており，消化管運動機能異常・内臓知覚過敏・心理異常から起こる脳腸相関の異常が関連している．便通異常には，下痢型，便秘型，混合型があるが，多くは下痢型である．治療の中心は，患者・家族の訴える症状の不安に共感し，IBS の情報，ストレスや不安により症状が悪化することを理解させることである．補助的に薬物治療が行われるが，明らかなエビデンスはない．内服することで不安を軽減する意味では，期間を決めて内服することは必要である．

処方例

IBS 下痢型

処方1	ポリフル錠(500 mg)	3錠 分3
	ミヤ BM 錠(20 mg)	3錠 分3
処方2	セレキノン錠(100 mg)	3錠 分3
処方3	ブスコパン錠(10 mg)	1錠 頓用
処方4	ロペミンカプセル(1 mg)	1カプセル 頓用
処方5	トランコロン錠(7.5 mg)	2錠 分2
処方6	トフラニール錠(10 mg)	1錠 分1

IBS 便秘型

処方7	酸化マグネシウム錠(250 mg)	2錠 分2
	ミヤ BM 錠(20 mg)	3錠 分3

IBS 混合型

処方8	ポリフル錠(500 mg)	3錠 分3
	セレキノン錠(100 mg)	3錠 分3
	ミヤ BM 錠(20 mg)	3錠 分3

処方の解説

- 腹痛症状にはオピアト作動薬か抗コリン薬を選択する．便性が下痢型，便秘型，混合型のいずれかであるかを考慮して薬剤を選択する．
- 混合型では高分子重合体，下痢型では止痢薬，整腸薬（ラモセトロン塩酸塩），便秘型では塩類下剤，刺激性下剤，整腸薬を選択することが多い．
- 不安やうつ症状など精神症状が強い場合には三環系抗うつ薬や抗不安薬が選択される．

薬剤の解説

1) ポリフル細粒83.3%，錠（500 mg） マイランEPD

- **種類** 高分子重合体　ポリカルボフィルカルシウム
- **禁忌** 急性腹部疾患（虫垂炎，腸出血，潰瘍性結腸炎など），術後イレウスなどの胃腸閉塞を引き起こすおそれのある患者，高カルシウム血症，腎不全
- **相互作用** 活性型ビタミンD製剤，カルシウム製剤は高カルシウム血症が現れるおそれがある．テトラサイクリン系抗菌薬，プロトンポンプ阻害薬，H_2受容体拮抗薬，制酸剤の作用が減弱するおそれがある．

2) セレキノン細粒20%，錠（100 mg） 田辺三菱製薬

- **種類** 消化管運動調律作用　オピアト作動薬　トリメブチンマレイン酸塩
- **適応** 慢性胃炎に対する消化器症状，過敏性腸症候群
- **副作用** 肝機能障害，黄疸

3) ミヤBM細粒，錠（20 mg） ミヤリサン製薬

- **種類** 活性生菌製剤　酪酸菌
- **適応** 腸内細菌叢の異常による諸症状

4) ブスコパン錠（10 mg） 日本ベーリンガーインゲルハイム

- **種類** 抗コリン薬
- **適応** 副交感神経遮断薬．鎮痙・消化管運動抑制・胃液分泌抑制
- **禁忌** 出血性大腸炎，緑内障，心疾患，麻痺性イレウス，細菌性下痢症
- **副作用** 口渇，眼調節障害，排尿障害，じんま疹，紅斑
- **注意** 眼の調節障害を起こすことがある．緑内障，心疾患には用いない．

相互作用	三環系抗うつ薬，抗ヒスタミン剤などの作用が増強されることがある．
慎重投与	心疾患，潰瘍性大腸炎，甲状腺機能亢進症，高温環境にある患者

5) ロペミン細粒 0.1％，カプセル（1 mg）ヤンセンファーマ

種類	止痢薬　ロペラミド塩酸塩
禁忌	出血性大腸炎，抗生物質の投与に伴う偽膜性腸炎，6か月未満の乳児．原則禁忌は，細菌性下痢症，潰瘍性大腸炎，6か月以上2歳未満の乳幼児
副作用	イレウス，巨大結腸など
注意	便秘，眠気，めまいが起こることがある．
相互作用	ケイ酸アルミニウム，タンニン酸アルブミンにより本剤の作用が減弱する．

6) トランコロン錠（7.5 mg）アステラス製薬

種類	抗コリン薬　メペンゾラート臭化物
禁忌	血性大腸炎，緑内障，重篤な心疾患，麻痺性イレウス
注意	視調節障害を起こすことがある．
相互作用	三環系抗うつ薬，フェノチアジン系薬剤，抗ヒスタミン剤により抗コリン作用に基づく副作用が現れるおそれがある．
慎重投与	心疾患，潰瘍性大腸炎，甲状腺機能亢進症，高温環境にある患者

ここでアドバイス

薬物療法はあくまでも補助的な治療であり，基本は，症状と不安を理解し共感することで患児や家族の不安を緩和させること，学校などで排便や腹痛に対応できる環境づくりによる安心感，そして患児や家族のIBSの病態への理解が重要である．

15 便秘症

便秘症とは，何らかの原因により排便回数や便量が減少している状態，排便時に努力や苦痛を伴う状態を指す．器質的疾患を伴う器質性便秘と器質的疾患のない機能性便秘があり，90％以上が機能性といわれている．治療目標は，便秘の悪循環を断ち，規則的な排便習慣の獲得である．排便自立後であるのに便失禁や漏便を伴う，便意があるときに足を交叉させるなど我慢姿勢をとる，排便時に肛門を痛がる，軟便でも排便回数が少ない（週に2回以下），排便時に出血する，直腸脱などの肛門部病変を併発している，画像検査で結腸・直腸の拡張を認める，病悩期間または経過が長い，他院での通常の便秘治療で速やかに改善しなかった，などの場合には食事，生活，排便指導に加え薬物治療を併用する．また，便塊がある場合には，除去（disimpaction）を行ってから治療を開始することが望ましい．『小児慢性機能性便秘症診療ガイドライン』[1] が作成されているので参照していただきたい．

処方例

浸透圧性下剤

処方1	モニラック・シロップ65%	0.5〜2.0 mL/kg/日　分3
処方2	酸化マグネシウム細粒83%，錠（250/330/500 mg）	0.02〜0.1 g/kg/日　分3
処方3	マルツエキス分包	6か月未満：1回3〜6 g，6か月以上1歳未満：1回6〜9 g 1歳以上3歳未満：1回9〜15 g　1日2〜3回

刺激性下剤

処方1	ラキソベロン内用液0.75%	1歳未満：1回2〜3滴，1〜6歳：6〜7滴，7歳以上：1回10滴　分1
処方2	プルゼニド錠（12 mg）	7.5歳：6 mg，12歳：5 mg　分2
処方3	テレミンソフト坐薬（2 mg）	1回1個　1日1回　3日以上排便ないとき
処方4	新レシカルボン坐剤	3歳：1/3個，7.5歳：1/2個，12歳：1個　分1

浣腸

処方1	グリセリン浣腸50%	1〜3 mL/kg/回　分1

処方の解説

- 薬物療法の基本は，①便を軟らかくする，②排便が苦痛なく円滑にできるようにする，③排便習慣の構築，であり，数ヶ月間は治療を継続する．
- 塩類下剤や糖類下剤から治療を開始することを原則とする．糖類下剤は塩類下剤に比べ効果が薄いが乳児では最初に試みてもよい．
- 2週間程度で効果判定を行い，効果がなければ，刺激性下剤や消化管運動賦活薬の併用を検討する．刺激性下剤は，宿便の再貯留を防ぐために短期間，間欠的に使用することを原則とする．

薬剤の解説

1) モニラック・シロップ 65% 中外製薬

- **種類** 糖類下剤　ラクツロース
- **適応** 非吸収糖による浸透圧作用，および腸内細菌による分解で有機酸を発生し腸蠕動を亢進
- **禁忌** ガラクトース血症の患者
- **注意** ラクツロースの他にガラクトースと乳糖を含有．本剤は，1 mL で約 2.2 kcal のエネルギーを有する．

2) 酸化マグネシウム原末，錠（250/330/500 mg） 各社

- **種類** 塩類下剤　酸化マグネシウム
- **適応** 胃潰瘍，急性胃炎・慢性胃炎の急性増悪期の胃粘膜病変の改善
- **副作用** 高マグネシウム血症
- **相互作用** テトラサイクリン系抗菌薬，ニューキノロン系抗菌薬，ビスホスホン酸塩骨代謝改善薬，セフジニル，ポリカルボフィルカルシウムなどの効果が減弱するおそれがある．
- **慎重投与** 高マグネシウム血症を起こすことがあるため，長期投与の場合には血清マグネシウム濃度の測定を行うこと．嘔吐，徐脈，筋力低下，傾眠などが現れたら直ちに内服を中止すること

3) マルツエキス分包（1 包 9 g） 高田製薬

- **種類** 糖類下剤　麦芽糖
- **禁忌** なし

4）ラキソベロン内用液 0.75％ 帝人ファーマ

- 種類 　大腸性刺激性下剤　ピコスルファートナトリウム水和物
- 禁忌 　急性腹症の患者，腸管閉塞あるいはその疑いの患者
- 注意 　点眼薬と間違えないこと

5）プルゼニド錠（12 mg） サンファーマ－田辺三菱製薬

- 種類 　刺激性下剤　センノシド
- 禁忌 　急性腹症が疑われる患者，けいれん性便秘の患者，重度の硬結便がある患者，電解質失調（特に低カリウム血症）のある患者
- 慎重投与 　腹部手術後の患者

6）テレミンソフト坐薬（2/10 mg） EAファーマ

- 種類 　刺激性下剤　ビサコジル
- 禁忌 　本剤の成分に対し過敏症の既往歴のある患者

7）新レシカルボン坐剤 京都薬品工業－ゼリア新薬工業

- 種類 　刺激性下剤　炭酸水素ナトリウム・無水リン酸二水素ナトリウム配合剤
- 禁忌 　既往に本剤の成分に対する過敏症を起こした患者

参考文献

1) 日本小児栄養消化器肝臓学会，日本小児消化管機能研究会（編）：小児慢性機能性便秘症診療ガイドライン．診断と治療社，2013
　http://www.jspghan.org/constipation/files/guideline.pdf（2017.7.1 アクセス）

ここでアドバイス

　まずは排便に対する痛み，不安，恐怖をなくすことが重要である．宿便がある状態で漫然と下剤を投与しても，宿便は繰り返し残存し，排便の痛みを伴うことで薬物治療の効果による改善が期待できないため，しっかり宿便除去を行う．原則，便秘は数ヶ月から数年間の治療が必要であることを十分に説明し，薬物治療だけではなく，生活習慣や食生活と合わせて改善していくことが重要である．

16 肛門周囲膿瘍

　肛門周囲膿瘍は，歯状線上の肛門陰窩から侵入した細菌が，肛門腺に感染し膿瘍をきたしたもので，肛門周囲の皮膚の発赤，腫脹，圧痛を伴う．排膿し瘻孔を形成したものは痔瘻と呼ばれる．生後6か月未満に発症することが多く，男児に多い．特に年長児における肛門周囲膿瘍では，基礎疾患として，慢性肉芽腫症などの原発性免疫不全症やクローン病を考慮して鑑別を進める必要がある．

　治療の基本原則は切開排膿とドレナージであり，抗菌薬の併用は不要である．しかし広範な蜂窩織炎を合併している，あるいはドレナージだけでは改善しない場合には，抗菌薬を投与すべきである．

　しかしながら，特に2歳未満の乳幼児の肛門周囲膿瘍は，自然軽快することが少なくなく，排膿がある場合などは，家族に硬結部位を1日2回程度圧迫排膿してもらい，清潔を保ち，必要に応じて内服・外用の抗菌薬を用いることで軽快することもある．

　わが国の小児領域においては，漢方薬が用いられることもある．

処方例

内服抗菌薬

処方1	**クラバモックス小児用配合ドライシロップ（AMPC/CVA）** 96.4 mg/kg/日（クラブラン酸カリウムとして 6.4 mg/kg，アモキシシリン水和物として 90 mg/kg）　分2　12時間ごと食直前

静注抗菌薬

処方1	**ユナシン-S 静注用（ABPC/SBT）** 60〜150 mg/kg/日　分2〜4（最大 6,000 mg/日）
処方2	**ゾシン静注用（TAZ/PIPC）** 225〜337.5 mg/kg/日　分2〜3（最大 13,500 mg/日）

漢方薬

処方1	**ツムラ排膿散及湯エキス顆粒** 0.2〜0.25 g/kg/日　分3（成人量1日7.5 g　分2〜3）
処方2	**ツムラ十全大補湯エキス顆粒** 0.1〜0.3 g/kg/日（1日 0.3〜0.5 g/kg まで増量可）　分3（成人量1日7.5 g　分2〜3）

処方の解説

- 肛門周囲膿瘍の起因菌としては，黄色ブドウ球菌，好気性グラム陰性桿菌（大腸菌・クレブシエラなど），嫌気性菌（バクテロイデス，クロストリジウムなど）などが含まれる．
- 正常な免疫機能をもつ患者では，AMPC/CVAの内服投与もしくはABPC/SBTの経静脈投与が適切と思われるが，免疫不全患者においては，膿を培養に提出したうえで，緑膿菌のカバーも考慮しTAZ/PIPCが用いられることがある．ペニシリンアレルギーの患者にはセフェム系（セファレキシンなど）やST合剤が使われることもある．
- わが国の小児領域では，漢方を用いる医師が比較的多く，急性膿瘍形成期には排膿散及湯を，その後の排膿期には十全大補湯が処方されることがある．
- 排膿散及湯は患部が発赤・腫脹して疼痛を伴った化膿症，癰，癤，面疔，その他癤腫症に効能を有する．
- 十全大補湯は液性・細胞性免疫，NK細胞活性，マクロファージ活性，サイトカイン産生などの免疫調節作用があり，病後の体力低下，疲労倦怠，食欲不振，寝汗，手足の冷え，貧血などに効能を有する．腸管免疫能の改善によると思われる，乳児肛門周囲膿瘍に対する有用性も報告されており，奏効率は3ヶ月の内服で約80〜100％とされている．

薬剤の解説

1）クラバモックス小児用配合ドライシロップ gsk

- **種類** 抗菌薬
- **適応** 表在性皮膚感染症，深在性皮膚感染症，リンパ管炎・リンパ節炎，慢性膿皮症，咽頭炎・喉頭炎，扁桃炎，急性気管支炎，膀胱炎，腎盂腎炎，中耳炎，副鼻腔炎
- **禁忌** 本剤の成分によるショックの既往歴のある患者，伝染性単核症のある患者，本剤の成分による黄疸または肝機能障害の既往歴のある患者
- **注意** 低出生体重児，新生児，3か月未満の乳児に対する安全性は確立していない．

2）ユナシン-S静注用 ファイザー

- **種類** 抗菌薬
- **適応** 肺炎，肺膿瘍，腹膜炎，膀胱炎

| 禁忌 | 本剤の成分によるショックの既往歴のある患者，伝染性単核症の患者 |
| 注意 | 低出生体重児・新生児に対する安全性は確立していない，1歳以下の小児では下痢・軟便の発現頻度が高いので，慎重に投与する． |

3) ゾシン静注用　大鵬薬品工業－大正富山医薬品

種類	抗菌薬
適応	敗血症，肺炎，腎盂腎炎，複雑性膀胱炎，腹膜炎，腹腔内膿瘍，胆嚢炎，胆管炎，発熱性好中球減少症
禁忌	本剤の成分またはペニシリン系抗菌薬に対し過敏症の既往歴のある患者，伝染性単核球症の患者
注意	低出生体重児・新生児に対する安全性は確立していない，乳・幼児（2歳未満）については下痢・軟便が発現しやすいので慎重に投与する．

4) ツムラ排膿散及湯エキス顆粒（医療用）　ツムラ

種類	漢方薬
適応	患部が発赤，腫脹して疼痛を伴った化膿症，癰，癤，面疔，その他癤腫症
注意	偽アルドステロン症，ミオパチー

5) ツムラ十全大補湯エキス顆粒（医療用）　ツムラ

種類	漢方薬
適応	病後の体力低下，疲労倦怠，食欲不振，寝汗，手足の冷え，貧血
注意	偽アルドステロン症，ミオパチー，肝機能障害，黄疸　著しく胃腸の虚弱な患者，食欲不振，悪心，嘔吐のある患者では慎重投与

ここでアドバイス

肛門周囲膿瘍を繰り返す小児患者では，基礎疾患を疑い，原発性免疫不全症の鑑別（慢性肉芽腫症，IL-10シグナル異常など），消化器内視鏡検査による評価（クローン病，ベーチェット病など）を行うことが望まれる．これらの疾患では，切開排膿や抗菌薬により，一過性に改善しても，難治性の経過をたどることが多いことが知られている．免疫不全症では骨髄移植，クローン病では抗TNF-α製剤が著効することもあり，早期診断が予後の改善に重要となる．

17 急性肝炎・慢性肝炎

　肝炎とは，肝炎ウイルスの感染や薬剤によって，急性あるいは慢性に肝細胞障害が存在する状態をいう．急性肝炎は本来 self-limiting な疾患であり，治療は対症的に行う．黄疸を認めた場合には，急性肝不全の兆候ととらえ入院安静を原則とする．薬物性肝障害では，原因と考えられる薬剤を中止して再投与を控える．自己免疫性肝炎では副腎皮質ステロイド薬が有効である．一般外来で遭遇する小児期の慢性肝炎には B，C 型慢性肝炎がある．その他，胆汁うっ滞を呈する慢性肝炎には，胆道閉鎖症，アラジール症候群，進行性家族性肝内胆汁うっ滞症，シトリン欠損症などがある．

　本項では外来で投薬・経過観察を行うことが可能な B，C 型肝炎に対する抗ウイルス療法，胆汁うっ滞性肝障害に対する利胆療法，脂溶性ビタミン補充療法に触れるが，これらの治療は小児肝臓専門医に適時相談しながら進めていただきたい．

処方例

I　B 型慢性肝炎
インターフェロン療法

処方1	ペガシス皮下注	90 μg	皮下注	週1回	治療期間　24～48週

II　C 型慢性肝炎
ペグインターフェロン＋リバビリン併用療法

処方2　ペガシス皮下注　　　　　　3 μg/kg（成分量として）　皮下注　週1回
　　　　コペガス錠（200 mg）　　　　15 mg/kg/日（成分量として）　分1～2
　　　　治療期間　48週間（ジェノタイプ1），24週間（ジェノタイプ2）

処方3　ペグイントロン皮下注用
　　　　　　　　　　　　　　　　1.5 μg/kg（成分量として）　皮下注　週1回
　　　　レベトールカプセル（200 mg）
　　　　　　　　　　　　　　　　15 mg/kg/日（成分量として）　分1～2
　　　　治療期間　48週間（ジェノタイプ1），24週間（ジェノタイプ2）

III　胆汁うっ滞を呈する慢性肝炎
利胆薬

処方4	ウルソ顆粒 5%	5～10 mg/kg/日（成分量として）	分2～3
処方5	タウリン散 98%	0.05～0.1 g/kg/日（成分量として）	分2～3

脂溶性ビタミン剤

処方6	チョコラA末（1万単位/g）
	100〜500単位/kg/日（成分量として）　分2〜3
処方7	アルファロール散（1μg/g）
	0.05〜0.10μg/kg/日（成分量として）　分1
処方8	ユベラ顆粒20%　　3〜9 mg/kg/日（成分量として）　分2〜3
処方9	カチーフN散（10 mg/g）
	0.6〜1.2 mg/kg/日（成分量として）　分2〜3
処方10	ケイツーN　　0.5〜1 mg/kg/回（成分量として）　静注または筋注

処方の解説

- 小児B型慢性肝炎治療の第一選択薬はインターフェロンである．核酸アナログは原則使用しない．
- 治療対象としては，HBe抗原陽性例では，肝炎（ALT ≧ 60 IU/L）が長期間（目安は2年以上）持続し，肝病理所見において新犬山分類A2あるいはF2以上の症例である．
- HBe抗原陰性例でも肝炎が1年以上持続する場合には，肝生検を行ってHBe抗原陽性例と同様に治療の適応を評価する．
- 小児C型慢性肝炎におけるペグインターフェロンとリバビリンの併用療法ではジェノタイプ1b型での有効率は70%，2a型では90〜100%である[1]．
- ゲノムワイド関連解析により，19番染色体の*IL28B*遺伝子周囲にペグインターフェロンとリバビリン併用療法の有効性に関連する遺伝子多型が報告された．小児においてもジェノタイプ1b型で*IL28B*遺伝子マイナー変異例での有効率は低い．小児C型慢性肝炎に対する初回治療は，インターフェロンフリー経口抗ウイルス薬の適応年齢まで待機することも選択肢とする．
- 胆汁うっ滞が強いときは，脂溶性ビタミン剤を内服しても吸収が悪い．特に胆道閉鎖症や進行性家族性肝内胆汁うっ滞症では，ヘパプラスチンテストを確認し必要に応じてのケイツーNの静注または筋注を行う．

薬剤の解説

1）ペガシス皮下注 中外製薬
ペグイントロン皮下注用 MSD

種類　ペグインターフェロンα-2a/α-2b（PEG-IFNα-2a/α-2b）
適応　B型慢性活動性肝炎におけるウイルス血症の改善（PEG-IFN

α-2a)，C 型慢性肝炎におけるウイルス血症の改善（PEG-IFN α-2a/α-2b）

- 副作用 WBC・血小板減少，発熱，倦怠感，頭痛，脱毛など
- 注意 幼児では熱性けいれんの誘発因子，思春期では成長障害をきたす可能性がある．

2）コペガス錠（200 mg）中外製薬
レベトールカプセル（200 mg）MSD

- 種類 リバビリン
- 適応 C 型慢性肝炎におけるウイルス血症の改善
- 副作用 貧血，発熱，倦怠感，食欲不振など

3）ウルソ顆粒 5％ 田辺三菱製薬

- 種類 ウルソデオキシコール酸
- 適応 胆汁うっ滞を伴う肝疾患の利胆，慢性肝疾患における肝機能改善
- 副作用 下痢，嘔吐，食欲不振，便秘

4）タウリン散 98％ 大正製薬-大正富山医薬品

- 種類 タウリン
- 適応 高ビリルビン血症の肝機能改善
- 副作用 便秘，下痢，腹部不快感

5）チョコラ A 末（1 万単位/g）サンノーバ-エーザイ

- 種類 ビタミン A・レチノイド
- 適応 ビタミン A 欠乏症

6）アルファロール散（1 μg/g）中外製薬

- 種類 活性型ビタミン D_3 製剤
- 適応 くる病，慢性腎不全，骨粗鬆症
- 副作用 高カルシウム血症

7）ユベラ顆粒 20％ サンノーバ-エーザイ

- 種類 ビタミン E
- 適応 ビタミン E 欠乏症，末梢循環障害

8）カチーフ N 散（10 mg/g）日本製薬-武田薬品工業

- 種類 ビタミン K
- 適応 ビタミン K 吸収障害，低プロトロンビン血症

引用文献

1) Suzuki M, et al : Peginterferon therapy in children with chronic hepatitis C: a nationwide,

multi-center study in Japan between 2004 and 2013. J Pediatr Gastroenterol Nutr 63(1), 88-93, 2016

> **ここでアドバイス**
>
> 成人領域ではC型慢性肝炎に対する抗ウイルス治療の進歩は目覚ましく，インターフェロンフリーの直接作用型抗ウイルス薬による治療が主流となっている．海外では小児における有効性と安全性に関しても治験段階にあり，治療方針は大きな転換期を迎えつつある．

18 急性膵炎・慢性膵炎

　急性期の初期治療の基本は，絶食をはじめとした膵臓の安静（膵外分泌刺激の回避）である．入院治療が原則で，まず補液にて体液・電解質の補正を行い，静注薬を用い蛋白分解酵素阻害薬，疼痛の軽減，感染の予防と治療を行っていく．急性期を脱し病勢が安定したら飲水や食事を開始し，これらの静注薬から経口薬に移行していく．

　慢性膵炎は代償期（初期），移行期，非代償期の三期に分類される．代償期には腹部や背部の痛みのコントロールが重要である．移行期以降になると十二指腸への膵酵素の分泌低下が原因となり脂肪，蛋白質，炭水化物の消化吸収障害をきたす．膵外分泌機能のスクリーニング検査として便中脂肪染色検査を行い，陽性であれば経口脂肪負荷試験やPFD試験により診断確定を行う．診断確定後は，消化吸収能の改善のため消化酵素配合薬の内服，必要に応じて脂肪酸製剤や脂溶性ビタミン剤の補給を行う．

処方例

I　急性期離脱後および慢性期の治療

蛋白分解酵素阻害薬

処方1	フオイパン錠（100 mg）	10〜15 mg/kg/日（成分量として）　分3

鎮痛薬・鎮痙薬

処方2	ブスコパン錠（10 mg）	0.5〜1.0 mg/kg/日（成分量として）　分3
処方3	コスパノン錠（40 mg）	3〜5 mg/kg/日（成分量として）　分3
処方4	カロナール細粒20%	10〜15 mg/kg/回（成分量として）　頓用　3回

II　膵外分泌機能不全（慢性膵炎移行期・非代償期）に対する治療

消化酵素配合薬

処方5	リパクレオン顆粒（300 mg分包）	15〜30 mg/kg/日（成分量として）　分3　食直後
処方6	タフマックE配合顆粒（1 g/包）	0.03〜0.06 g/kg/日（成分量として）　分3　食後

制酸薬（処方 6 と併用）

| 処方 7 | ガスター散 2% | 0.5〜1.0 mg/kg/日（成分量として） 分 2 |
| 処方 8 | タケプロンカプセル（15 mg） | 0.5 mg/kg/日（成分量として） 分 1 |

脂肪製剤

処方 9	MCT フォーミュラやマクトンパウダー
	成人量の目安：MCT として 30 g/日
処方 10	イントラリポス輸液 20%
	1 週間ごとに 3〜4 時間かけて 1〜2 g/kg/日を投与

脂溶性ビタミン剤

「17 急性肝炎・慢性肝炎」の項参照（52 頁）

処方の解説

- 小児期急性膵炎の原因は薬剤性，感染症，外傷，胆道拡張症や膵・胆管合流異常などの解剖学的異常によるものが多いので，原因に対する治療（薬剤の中止，内視鏡治療，外科手術など）が行われれば，膵炎予防のための投薬は要しない．
- 膵外分泌機能不全による消化吸収障害（脂肪便，下痢，体重減少）に対しては，消化酵素薬の投与を行う．投与量の目安は，脂肪便の消失である．消化酵素薬にはリパーゼ力価の高い腸溶性パンクレアチン製剤が推奨される．
- 消化酵素薬単独で脂肪便が消失しない場合，H_2 ヒスタミン受容体拮抗薬やプロトンポンプ阻害薬を併用するとよい．胃十二指腸内の pH を上昇させることで消化酵素薬の失活を防止する作用がある．
- 脂溶性ビタミン（A，D，E，K）の吸収不良に対し，これらのビタミン剤の補給を行う．実際には病態や消化酵素配合薬の効果によりビタミンの吸収能に差があり，また年齢による所要量が異なるため，定期的に過不足についてのモニタリングが必要である．

薬剤の解説

1）フオイパン錠（100 mg） 小野薬品工業

- 種類 蛋白分解酵素阻害薬
- 適応 慢性膵炎における急性症状の寛解，術後逆流性食道炎
- 副作用 発疹，瘙痒，悪心，腹部不快感，腹部膨満，下痢，AST/ALT 上昇
- 注意 粉砕も可だが苦みを生じる．

2）ブスコパン錠（10 mg） サノフィ

- 種類　抗コリン薬
- 適応　鎮痙（胆嚢・胆管炎，胆石症，尿路結石症）
- 副作用　口渇，眼調整障害，排尿障害，頭痛，心悸亢進

3）コスパノン錠（40 mg） エーザイ

- 種類　排胆薬（Oddi 括約筋弛緩作用）
- 適応　胆石症，胆嚢炎，胆管炎，膵炎，尿路結石の鎮痙
- 副作用　悪心・嘔気，胸やけ，腹部膨満，発疹

4）カロナール細粒 20% あゆみ製薬

- 種類　アセトアミノフェン
- 適応　解熱，鎮痛
- 副作用　悪心・嘔吐，食欲不振
- 禁忌　消化性潰瘍，重篤な血液・肝・腎障害，アスピリン喘息

5）リパクレオン顆粒（300 mg 分包） マイラン EPD - EA ファーマ

- 種類　膵酵素補充薬（パンクレリパーゼ）
- 適応　膵外分泌機能不全における膵消化酵素の補充
- 副作用　瘙痒感，WBC 増加，肝機能障害，悪心，下痢，BUN 上昇，倦怠感
- 禁忌　ブタ蛋白質過敏症既往者

6）タフマック E 配合顆粒（1 g/包） 小野薬品工業

- 種類　消化酵素配合薬
  胃溶成分：ジアスメン，ジアスターゼ，オノテース，モルシン，ボンラーゼ，セルロシン
  腸溶成分：パンクレアチン，ポリパーゼ，オノプローゼ A
- 適応　消化異常症の改善
- 副作用　消化器症状
- 禁忌　ウシまたはブタ蛋白質過敏症

7）ガスター散 2%（20 mg/g） アステラス製薬

- 種類　H_2 ヒスタミン受容体拮抗薬
- 適応　胃酸分泌抑制（胃・十二指腸潰瘍，上部消化管出血，逆流性食道炎など）
- 副作用　WBC 減少，便秘，肝障害

8）タケプロンカプセル（15 mg） 武田薬品工業

- 種類　プロトンポンプ阻害薬
- 適応　胃酸分泌抑制（胃・十二指腸潰瘍，吻合部潰瘍，逆流性食道

炎など）
- **副作用** Plt・顆粒球減少，貧血，発疹，瘙痒，便秘，下痢，口渇，頭痛，眠気
- **注意** 体重に合わせて脱カプセルで投与量調整

9) イントラリポス輸液20% 大塚製薬工場 - 大塚製薬

- **種類** 脂肪乳剤
- **適応** 急・慢性消化器疾患，消耗性疾患における栄養補給
- **副作用** 静脈炎，血管痛，発疹，瘙痒，肝障害，血圧低下，頻脈，発熱，悪心

参考文献

1) Saito N, et al : Genetic analysis of Japanese children with acute recurrent and chronic pancreatitis. J Pediatr Gastroenterol Nutr 63(4), 431-436, 2016
2) Suzuki M, et al : Acute pancreatitis in children and adolescents. World J Gastrointest Pathophysiol 5(4), 416-426, 2014

ここでアドバイス

原因が特定できない慢性膵炎や反復性膵炎症例のおよそ40％に膵炎関連遺伝子変異が認められる[1]．診断には遺伝子検査が有用で，医療者は発作間欠期の管理の必要性を認識し，患児（家族を含む）に対しては栄養療法および内服治療を継続する動機付けにもなる．

3 アレルギー疾患

- 19 気管支喘息
- 20 花粉症（アレルギー性鼻炎・結膜炎）
- 21 食物アレルギー
- 22 アトピー性皮膚炎
- 23 じんま疹
- 24 アナフィラキシー

19 気管支喘息

　気管支喘息は発作性に起こる気道狭窄によって，喘鳴や呼気延長，呼吸困難を繰り返す疾患で，その病態は，気道の慢性的な炎症と過敏性の亢進である．たばこや環境抗原，気温・気圧変化，ストレスなどの種々の刺激に過敏反応を示し，気管支平滑筋の収縮，気道粘膜の浮腫，気道分泌亢進により気道の狭窄，閉塞が起こり，咳や喘鳴，呼吸苦をきたす．

　治療は，気道の狭窄により起こる急性発作への対応と，気道の慢性炎症/過敏性の改善をめざす長期管理に分けられる．

　急性発作時における治療においては，喘鳴や陥没呼吸の程度などによる呼吸状態の評価と，動作，会話，睡眠などの生活状態の障害の度合い，SpO_2 やピークフロー値などの客観的指標を総合的に判定する．

　長期管理治療薬の選択には，最近1ヶ月程度の症状や日常生活状態，発作治療薬の使用状況などを参考に定期的に評価し，良好な状態が維持されるように治療内容を調整する必要がある．

処方例

I　急性発作

処方1
気管支拡張薬として
①**ネブライザーがある場合：メプチン吸入液ユニット（0.3 mL），インタール吸入液1%を10回分処方**
　メプチン　0.1 mL/10 kgを目安に0.1〜0.3mL ＋ インタール吸入液2 mL/1 Aを吸入　1日3回まで
ネブライザーがない場合：メプチンキッドエアー（5μg）
　　　　　　　　　　　　　　1回10μg（2吸入）を吸入　1日3回まで
②**ホクナリンテープ**
　0.5〜3歳未満には0.5 mg，3〜9歳未満には1 mg，9歳以上には2 mg
　1日1枚背中などに貼付

ムコダイン DS 50%　　　　　　　　　　　　　　30 mg/kg　分3　毎食後
プレドニゾロン散1%
　　　　　　1 mg/kg　分3　毎食後　（状況により使用を検討する）
※上記治療により症状が改善しない場合には，外来受診を推奨する

II 長期管理

ロイコトリエン受容体拮抗薬

処方1	オノンドライシロップ10%	7 mg/kg　分2　朝夕食後　28日間
処方2	1〜6歳未満　**シングレア細粒**または**キプレス細粒(4 mg)**	1包　分1　就寝前　28日間
処方3	6〜15歳未満　**シングレアチュアブル錠**または**キプレスチュアブル錠(5 mg)**	1錠　分1　就寝前　28日間

吸入ステロイド製剤

処方4	パルミコート吸入液 0.25/0.5 mg	1日1〜2回吸入
処方5	フルタイド 50/100/200 ディスカスまたはエアゾール(50/100 μg)	1日2回吸入　(最大 200 μg/日)

吸入ステロイド/長期間作用型気管支拡張薬

処方6	アドエア(100/250)ディスカスまたはエアゾール(50/250)	1日2回吸入

処方の解説

- 急性発作の場合，狭窄した気管を拡張させる薬剤を使用する．メプチンなどのβ_2刺激薬吸入による気管支拡張作用は最も即効性があり有効である一方，吸入方法で効果は大きく変わる．β_2刺激薬貼付薬も気管支拡張作用を有するが，即効性，効果は吸入薬に劣る．去痰薬の併用も症状改善に役立つだろう．ステロイドの経口投与は状況に応じて行う必要がある．
- 長期管理は，気道の慢性炎症/過敏性の改善をめざす．ロイコトリエン受容体拮抗薬，吸入ステロイド製剤，吸入ステロイド/長期間作用型気管支拡張薬合剤などが，コントロール状況に応じて選択される．年齢により，懸濁液をコンプレッサー式ネブライザーで吸入するか，エアゾール製剤，ディスカス製剤などの剤形が選択できる．
- 具体的な処方例は『小児気管支喘息治療・管理ガイドライン2017』参照．

薬剤の解説

1) メプチン吸入液ユニット(0.3 mL) 大塚製薬
メプチンキッドエアー(5 μg) 大塚製薬

- **種類**　気管支拡張薬
- **適応**　気道閉塞性障害に基づく諸症状の緩解，気管支喘息，慢性気管支炎，肺気腫

- 相互作用 カテコールアミン製剤，キサンチン誘導体，ステロイド薬，利尿薬

2）インタール吸入液 1% サノフィ
- 種類 喘息治療薬
- 適応 気管支喘息

3）ホクナリンテープ マイラン EPD – マルホ
- 種類 経皮吸収型・気管支拡張薬
- 適応 気管支喘息，急性気管支炎，慢性気管支炎，肺気腫
- 相互作用 カテコールアミン製剤，キサンチン誘導体，ステロイド薬，利尿薬

4）ムコダイン DS 50% 杏林製薬
- 種類 気道粘液調整・粘膜正常化薬
- 適応 上気道炎（咽頭炎，喉頭炎），急性気管支炎，気管支喘息，慢性気管支炎，気管支拡張症，肺結核

5）プレドニゾロン散 1% 武田テバ薬品 – 武田薬品工業
- 種類 合成副腎皮質ホルモン製剤
- 適応 気管支喘息他多数

6）オノンドライシロップ 10% 小野薬品工業
- 種類 気管支喘息・アレルギー性鼻炎治療薬
- 適応 気管支喘息，アレルギー性鼻炎

7）シングレア細粒（4 mg），チュアブル錠（5 mg） MSD
キプレス細粒（4 mg），チュアブル錠（5 mg） 杏林製薬
- 種類 気管支喘息治療薬
- 適応 気管支喘息

8）パルミコート吸入液 0.25/0.5 mg アストラゼネカ
フルタイド 50/100/200 ディスカス，エアゾール（50/100 μg） gsk
- 種類 吸入ステロイド喘息治療薬
- 適応 気管支喘息

9）アドエア（100/250）ディスカス，エアゾール（50/250）（フルチカゾン＋サルメテロール） gsk
- 種類 喘息治療配合薬
- 適応 気管支喘息

> **ここでアドバイス**
>
> 　急性発作への対応には発作の強度，長期管理への対応にはコントロール状況の評価・把握が必須である．
>
> 　急性発作の家庭での対応の目標は，早期からの治療介入によって発作のさらなる増悪を防止し，適切なタイミングでの医療機関受診の判断を可能にすることであり，患者・家族が状態を適切に判断し，対応できるよう指導する必要がある．
>
> 　適切な長期管理には，定期的な通院，患者教育の反復を通してアドヒアランスの向上を図ることが求められる．

20 花粉症（アレルギー性鼻炎・結膜炎）

アレルギー性鼻炎は鼻粘膜のⅠ型アレルギー性疾患で，発作性反復性のくしゃみ，鼻漏，鼻閉を三主徴とする．アレルギー素因をもつ患者に発症し，血清特異的IgE抗体レベルの上昇，局所マスト細胞，局所および血液の好酸球の増加，粘膜の過敏性亢進などの特徴をもつ．アレルギー性鼻炎はその原因により，通年性アレルギー性鼻炎と季節性アレルギー性鼻炎に分類される．前者の多くは室内塵（house dust），ダニ（house dust mite），後者のほとんどは花粉を原因とする．

鼻閉と，くしゃみまたは鼻漏の程度で重症度を分類し，治療法を選択する．アレルギー性鼻炎の治療の基本は抗原の除去と回避であり，生活環境の整備やマスクやめがねによる防護対策が重要である．加えて薬物療法，また治癒あるいは長期寛解を期待できる方法として，近年アレルゲン舌下免疫療法が注目されている．

アレルギー性結膜炎は，鼻炎と共通する抗原に反応し，Ⅰ型アレルギーが関与する結膜の炎症性疾患である．発症者はアレルギー性鼻炎を有していることが多い．

処方例

Ⅰ アレルギー性鼻炎

選択的ヒスタミンH_1受容体拮抗薬

処方1	アレグラドライシロップ5%
	30 mg/日　分2　朝夕食後　28日間（6か月～2歳未満）　または
	アレロック顆粒0.5%
	5 mg/日　分2　朝および就寝前　28日間（2～7歳未満）　または
	アレロックOD錠（5 mg）
	2錠　分2　朝および就寝前　28日間（7歳以上）

ロイコトリエン受容体拮抗薬

処方2	オノンドライシロップ10%　7 mg/kg/日　分2　朝夕食後　28日間

鼻噴霧用ステロイド薬

処方3	アラミスト点鼻液（27.5 μg）	各鼻腔に1噴霧　1日1回（2歳以上）
		各鼻腔に2噴霧　1日1回（15歳以上）
処方4	ナゾネックス点鼻液（50 μg）	各鼻腔に1噴霧　1日1回（3歳以上）
		各鼻腔に2噴霧　1日1回（12歳以上）

II アレルギー性結膜炎

> **処方5　パタノール点眼液 0.1%**
> 　　　　　　　　1回1〜2滴　1日4回点眼　朝，昼，夕，就寝前

処方の解説

I アレルギー性鼻炎

- 治療法は，臨床病型と重症度の組み合わせで選択するが，その選択は画一的なものではない．軽症例に対しては，①第二世代抗ヒスタミン薬，②遊離抑制薬，③Th2サイトカイン阻害薬，④鼻噴霧用ステロイド薬のいずれかを選択するが，小児の場合，①，④を使用することが多い．
- 中等症以上の鼻閉型の場合，抗ロイコトリエン薬を使用または併用する．重症の場合，①+④の併用，さらに抗ロイコトリエン薬の併用を行う．
- 第二世代抗ヒスタミン薬
  - 初期に開発された第一世代抗ヒスタミン薬は即効性はあるものの効果の持続が短く，中枢神経抑制作用による鎮静，眠気，認知能力の低下などが強かった．現在，上記に列記した第二世代抗ヒスタミン薬がアレルギー性鼻炎の治療において最も一般的な薬剤である．
  - 第一世代と比較して，中枢抑制，抗コリン作用などの副作用が少なく，効果の持続が長く，副作用が著明に改善された．アレルギー性鼻炎の三徴に対し全般的に効果がある．十分な効果を得るのに2週間程度の期間を要し，連用により改善率が上昇することが知られている．
- ロイコトリエン受容体拮抗薬
  - アレルギー反応の即時相だけでなく遅発相における鼻閉を改善し，その効果は第二世代抗ヒスタミン薬よりも優れる．
- 鼻噴霧用ステロイド薬
  - アレルギー性鼻炎治療薬のなかでは症状改善効果の強い薬剤である．局所効果が強く，吸収されにくく，吸収されてもすぐに分解されるため，全身的副作用は少なく，効果は確実である．
  - 効果発現は1〜2日で，長期連用により改善率は上昇する．

II アレルギー性結膜炎

- 第一選択は抗アレルギー点眼薬である．重症度により副腎皮質ステロイド点眼薬が必要となる場合があるが，眼圧上昇などの副作

❸ アレルギー疾患

用の出現の可能性が高いため,眼科への定期受診が必要である.

薬剤の解説

1) アレグラドライシロップ 5% サノフィ
- **種類** 選択的ヒスタミン H_1 受容体拮抗薬
- **適応** アレルギー性鼻炎,じんま疹,皮膚疾患に伴う瘙痒
- **相互作用** エリスロマイシン,アルミニウム・マグネシウム含有制酸薬

2) アレロック顆粒 0.5%,アレロック OD 錠(5 mg) 協和発酵キリン
- **種類** 選択的ヒスタミン H_1 受容体拮抗薬
- **適応** アレルギー性鼻炎,じんま疹,皮膚疾患に伴う瘙痒

3) オノンドライシロップ 10%,オノンカプセル(112.5 mg)
小野薬品工業
- **種類** ロイコトリエン受容体拮抗薬
- **適応** 気管支喘息,アレルギー性鼻炎
- **相互作用** CYP3A4 代謝薬・阻害薬

4) アラミスト点鼻液(27.5 μg) gsk
ナゾネックス点鼻液(50 μg) MSD
- **種類** 鼻噴霧用ステロイド薬
- **適応** アレルギー性鼻炎
- **禁忌** 有効な抗菌薬の存在しない感染症,潜在性真菌症
- **相互作用** CYP3A4 阻害薬 ※アラミスト点鼻薬のみ

5) パタノール点眼液 0.1% ノバルティスファーマ-日本アルコン-協和発酵キリン
- **種類** 抗アレルギー点眼薬
- **適応** アレルギー性結膜炎

ここでアドバイス

アレルギー性鼻炎・結膜炎の治療には抗原の除去と回避が不可欠であり,生活環境の整備や防護対策が重要である.治療において,選択可能な抗ヒスタミン薬は多種存在し,投薬効果の認められない症例では薬剤の変更を検討する.

また,治癒または長期寛解を期待できる方法として,近年アレルゲン舌下免疫療法が保険適応となっており,希望する患者には専門医への紹介も考慮する.

21 食物アレルギー

食物アレルギーとは、食物によって引き起こされる抗原特異的な免疫学的機序を介して生体にとって不利益な症状が惹起される現象をいう。食物による不利益な反応は、広義では食中毒などの毒性物質によるすべての人に起こる反応も含まれるが、狭義では抗原特異的な免疫学的機序が関与する、特定の人に起こる現象である。本項では乳時期後半から発症することが多い、抗原特異的なIgE依存性食物アレルギーを対象とし解説する。

食物アレルギーの治療は原因療法として行う食事療法と、出現した症状に対する対症療法からなる。

食事療法とは、正しい原因アレルゲンの診断に基づいた必要最小限の抗原の除去で、原因食品を摂取しない食事が基本となる。残念ながら、抗原摂取による即時型の食物アレルギーの症状を予防する、エビデンスのある薬剤は存在しない。乳児期発症のアトピー性皮膚炎に対する食事療法の補助的役割として内服薬を併用する場合はある。

食事の摂取により出現する症状は、皮膚、呼吸器、粘膜、消化器、循環器、神経などの全身臓器に起こりうる。出現した症状に応じた薬物療法を選択する必要がある。

処方例

食物アレルギーの関与するアトピー性皮膚炎

処方1	インタール細粒10%	150 mg/日　分3　毎食前（2歳未満）
		300 mg/日　分3　毎食前（2歳以上）

紅斑、じんま疹などの皮膚症状、口腔/口唇浮腫などの粘膜症状

【内服薬】

処方2	ザイザルシロップ0.05%	
	2.5 mL/回	症状出現時・頓用（6か月～1歳未満）
	アレグラドライシロップ5%	
	15 mg（製剤量0.3 g）/回	症状出現時・頓用（6か月～2歳未満）
	アレロック0.5%顆粒	
	2.5 mg（製剤量として0.5 g）/回	症状出現時・頓用（2～7歳未満）
	アレロックOD錠（5 mg）	1錠　症状出現時・頓用（7歳以上）
	セレスタミン配合錠	1錠　症状出現時・頓用（学童以上）

【外用薬】

| 処方3 | レスタミンコーワクリーム 1% | 30 g | 適量を1日数回患部に塗布 |

喘鳴，呼吸困難などの呼吸器症状

| 処方4 | メプチン吸入液 0.1 mL/10 kg を目安に 0.1〜0.3 mL ＋ **インタール吸入液 1%** 2 mL/1 A を吸入．上記内服薬併用 |

複数臓器に急速に全身性にアレルギー症状が惹起され，生命の危機を与えうる症状．繰り返す嘔吐，持続する強い咳込み，嗄声，意識障害やぐったりしている場合．

| 処方5 | （速やかに来院のうえ）**ボスミン注(1 mg)** | 0.01 mL/kg 筋注 |

上記に加えアナフィラキシー発症歴がある，リスクの高い患者：0.1%アドレナリン筋肉内注射キットの自己注射

| 処方6 | **エピペン注射液(0.15 mg)** 筋注（体重 15 kg 以上）
エピペン注射液(0.3 mg) 筋注（体重 30 kg 以上）
※エピペンの処方にあたっては，販売製薬会社による e-learning を受講する必要がある |

処方の解説

- 即時型の食物アレルギー症状を予防する薬剤は存在しない．インタール細粒は乳児期の食物アレルギーの関与するアトピー性皮膚炎の治療として食事療法，外用療法に加え，補助的に使用することがある．
- 対症療法に用いられる薬物：誤食時の症状は限局性の皮膚粘膜症状からショックに至る症状まで様々であり，その程度を見極め使用する薬剤を選択する必要がある．

薬剤の解説

アレグラドライシロップ，アレロック顆粒，アレロック OD 錠は「[20]花粉症（アレルギー性鼻炎・結膜炎）」の項参照（64頁）．

1) インタール細粒 10% サノフィ
- 種類　食物アレルギー治療薬
- 適応　食物アレルギーに基づくアトピー性皮膚炎

2) ザイザルシロップ 0.05% gsk
- 種類　選択的ヒスタミン H_1 受容体拮抗薬
- 適応　アレルギー性鼻炎，じんま疹，皮膚疾患に伴う瘙痒
- 相互作用　テオフィリン，リトナビル，中枢神経抑制薬，アルコール，ピルシカイニド塩酸塩水和物

3) セレスタミン配合錠 高田製薬

1錠中　ベタメタゾン：0.25 mg
　　　　d-クロルフェニラミンマレイン酸塩：2 mg

- 種類　副腎皮質ホルモン・抗ヒスタミン配合薬
- 適応　じんま疹(慢性例を除く)，湿疹・皮膚炎群の急性期および急性増悪期，薬疹，アレルギー性鼻炎
- 相互作用　中枢神経抑制薬，アルコール，MAO阻害薬，抗コリン作用を有する薬剤，ドロキシドパ，ノルアドレナリン，バルビツール酸誘導体(フェノバルビタール)，フェニトイン，リファンピシン，エフェドリン，サリチル酸誘導体，抗凝血薬，経口血糖降下薬，利尿薬，ソマトロピン，シクロスポリン，非分極性筋弛緩薬，リトドリン塩酸塩

4) エピペン注射液(0.15/0.3 mg) マイランEPD

- 種類　アナフィラキシー補助治療薬
- 適応　蜂毒，食物および薬物などに起因するアナフィラキシー反応に対する補助治療
- 併用禁忌　イソプロテレノールなどのカテコールアミン製剤，抗精神病薬，α遮断薬

> **ここでアドバイス**
>
> 食物アレルギーに対する処方は，すでに起こってしまったアレルギー反応に対する対症療法が基本であり，様々な程度のアレルギー反応を考慮し処方する必要がある．また，それを本人もしくは保護者に理解してもらい，内服または自己注射の判断ができるよう詳細に，繰り返し説明を行う必要がある．

22 アトピー性皮膚炎

アトピー性皮膚炎は，増悪・寛解を繰り返す瘙痒のある湿疹で，患者の多くはアトピー素因(気管支喘息，アレルギー性鼻炎・結膜炎，アトピー性皮膚炎の家族歴や既往歴がある，または IgE 抗体を産生しやすい素因)をもっている．

その病態は，アレルギー性炎症の存在，皮膚バリアの機能低下，瘙痒感，に分けて考えると外来治療の際に対応しやすい．鑑別すべき疾患として，脂漏性湿疹，皮脂欠乏性湿疹，単純性痒疹，汗疹，魚鱗癬，乾癬，接触性皮膚炎，高 IgE 症候群，Wiskott-Aldrich 症候群，SLE，皮膚筋炎，ネザートン症候群などがある．

処方例

ステロイド薬

処方1	ボアラ軟膏 0.12% (ストロング)	5 g	1本	適量を1日数回患部に塗布
処方2	リドメックスコーワ軟膏 0.3% (ミディアム)	5 g	1本	適量を1日数回患部に塗布
処方3	ロコイド軟膏 0.1% (ミディアム)	5 g	1本	適量を1日数回患部に塗布

保湿剤

処方4	ヒルドイドクリーム 0.3%	25 g	1本	適量を1日数回患部に塗布
処方5	ヒルドイドローション 0.3%	25 g	1本	適量を1日数回患部に塗布
処方6	白色ワセリン	50 g		適量を1日数回患部に塗布

びらん面

処方7	亜鉛華(10%)単軟膏	20 g	適量を1日数回患部に塗布

抗ヒスタミン薬

処方8	アレグラドライシロップ 5%	30 mg/日 分2(6か月〜2歳) 60 mg/日 分2(2〜7歳) または
	アレグラ錠(30/60 mg)	(30 mg)2錠/日 分2(7〜12歳未満) (60 mg)2錠/日 分2(12歳以上)
処方9	セルテクトドライシロップ 2%	1 mg/kg/日 分2 (成人用量1日 60 mg)

処方の解説

- ステロイド薬は主軸となる薬剤であるが，特に顔面などには副作用の発現に留意し長期連用しないよう注意する．小児では重症の皮疹でもストロングクラスより強いランクの外用薬を選択しないことが肝要である．また，タクロリムスは高度の専門性を有する医師に処方を委ねることが必要である（2歳未満の小児には使用できない）．非ステロイド系消炎外用薬は接触性皮膚炎を生じることが稀ではなく使用しない．
- スキンケアも寛解の維持には重要である．汗をかいた後のケア，シャンプーや石けんのすすぎ残し，衣類・髪の毛・爪など日常生活での物理的刺激に留意することが大切である．高温多湿な季節，乾燥した季節など，気候に応じて補助的に軟膏やローションなどの保湿薬を併用する．掻破によるびらんが強い場合には亜鉛華単軟膏でびらん面を保護し，その後にステロイド外用薬を使うなどきめ細かな使い分けが必要なこともある．
- 痒みをコントロールすることもときに有用である．一般には非鎮静性第二世代抗ヒスタミン薬を用いるが，すべての症例に有効というわけではない．副作用としての眠気を利用する場合もある．処方にあたっては，適応症，小児への適応の有無などを確認することが必要である．

薬剤の解説

1) ボアラ軟膏 0.12%（5/10 g） マルホ
- 種類　副腎皮質ステロイド外用薬（ストロング）
- 適応　湿疹・皮膚炎群，乾癬，痒疹群，虫刺症

2) リドメックスコーワ軟膏 0.3%（5/10 g） 興和・興和創薬
- 種類　副腎皮質ステロイド外用薬（ミディアム）
- 適応　湿疹・皮膚炎群，乾癬，痒疹群，虫刺症

3) ロコイド軟膏 0.1%（5/10 g） 鳥居薬品
- 種類　副腎皮質ステロイド外用薬（ミディアム）
- 適応　湿疹・皮膚炎群，乾癬，痒疹群

4) ヒルドイドクリーム 0.3%（25 g），ローション 0.3%（25 g） マルホ
- 種類　血行促進・皮膚保湿薬
- 適応　皮脂欠乏症（アトピー性皮膚炎による乾皮症は適応外），凍瘡，ケロイド，外傷後の腫脹

5) 白色ワセリン　シオエ　シオエ製薬
- **種類** 軟膏基薬
- **適応** 皮膚保護薬

6) 亜鉛華(10%)単軟膏　シオエ　シオエ製薬
- **種類** 皮膚潰瘍治療薬
- **適応** 皮膚疾患のびらん・潰瘍・湿潤面

7) アレグラドライシロップ5%　サノフィ
- **種類** 選択的ヒスタミン H_1 受容体拮抗薬
- **適応** アレルギー性鼻炎，じんま疹，皮膚疾患に伴う瘙痒
- **相互作用** エリスロマイシン，アルミニウム・マグネシウム含有制酸薬

8) セルテクトドライシロップ2%　協和発酵キリン
- **種類** H_1 受容体拮抗薬(第二世代)
- **適応** アトピー性皮膚炎，じんま疹，薬疹，気管支喘息

ここでアドバイス

　ステロイド外用薬への必要以上の恐怖感，忌避感のために治療効果が得られない例をしばしば経験する．ステロイド内服の場合とは異なること，原疾患そのものの悪化をステロイド外用薬の副作用と混同することが理由として多い．十分な時間をかけての説明と，その効果を実感させることが重要である．

23 じんま疹

　じんま疹は膨疹(紅斑を伴う一過性,限局性の浮腫)が病的に出現消褪する疾患で,多くは痒みを伴う.皮膚ないし粘膜の深部を中心とした限局性浮腫は血管性浮腫と呼ばれる.

　皮膚マスト細胞が何らかの機序により脱顆粒し,ヒスタミンなどの化学伝達物質を放出することにより血管拡張,血漿成分の漏出,および痒みを生じる.誘因としては特発性の急性じんま疹が最も多く,物理的刺激(機械的,温熱,寒冷,日光など),薬剤,遺伝性疾患などが挙げられる.特にアナフィラキシーの症状としてのじんま疹はその緊急性から臨床的に重要である.

処方例

外用薬

処方1	レスタミンコーワクリーム1%	20g　適量を1日数回患部に塗布

内服薬

処方2	アレグラドライシロップ5%	30 mg/日　分2(6か月〜2歳)
		60 mg/日　分2(2〜7歳)　または
	アレグラ錠(30/60 mg)	(30 mg)2錠/日　分2(7〜12歳)
		(60 mg)2錠/日　分2(12歳以上)
処方3	セルテクトドライシロップ2%	1 mg/kg/日　分2
		(成人用量1日　60 mg)
処方4	ポララミン散1%	1回0.04 mg/kg　4〜6時間ごと(12歳未満)
		1回4 mg　4〜6時間ごと(12歳以上)
		(最大1日24 mg)

注射薬

処方5	ポララミン注(5 mg)	2.5〜5 mg　静注(1日1回)
処方6	強力ネオミノファーゲンシー静注	5〜20 mL　静注(1日1回)

処方の解説

- 一般には抗ヒスタミン薬の外用と,局所への物理的刺激を避けること,冷やして痒みを和らげることで対処可能である.ステロイド外用薬は推奨されない.
- 小児では感染に伴って出現することも多く,感染が治まるまでは

3　アレルギー疾患

- 出現消褪を繰り返す可能性があることを説明して安心させることも重要である．
- 出現している範囲が広い場合や数日を経ても軽快する傾向がない場合には，非鎮静性第二世代抗ヒスタミン薬を1週間程度併用する．1週間を超えて持続する場合や1ヶ月を超えて慢性化する場合には，2週間程度の観察期間をもって何種類かの抗ヒスタミン薬を試みる．その際には，適応症，小児への適応の有無などを確認することが必要である．
- 第一世代抗ヒスタミン薬を内服する場合にはけいれん誘発の可能性に注意する．ロイコトリエン受容体拮抗薬の併用は効果のみられる場合もある．
- 程度の強い急性じんま疹で早期に症状を沈静化する必要がある場合には注射による治療を短期間併用することもある．

薬剤の解説

1）レスタミンコーワクリーム1% 興和-興和創薬
- 種類 H_1受容体拮抗薬（第一世代）
- 適応 じんま疹，湿疹，皮膚瘙痒症，虫さされ

2）アレグラドライシロップ5% サノフィ
- 種類 選択的ヒスタミンH_1受容体拮抗薬
- 適応 アレルギー性鼻炎，じんま疹，皮膚疾患に伴う瘙痒
- 相互作用 エリスロマイシン，アルミニウム・マグネシウム含有制酸薬

3）セルテクトドライシロップ2% 協和発酵キリン
- 種類 H_1受容体拮抗薬（第二世代）
- 適応 アトピー性皮膚炎，じんま疹，薬疹，気管支喘息

4）ポララミン散1% 高田製薬
- 種類 H_1受容体拮抗薬（第一世代）
- 適応 じんま疹，血管運動性浮腫，皮膚疾患に伴う瘙痒

5）ポララミン注（5 mg） 高田製薬
- 種類 H_1受容体拮抗薬（第一世代）
- 適応 じんま疹，皮膚疾患に伴う瘙痒

6）強力ネオミノファーゲンシー静注 ミノファーゲン-EAファーマ
- 種類 グリチルリチン製剤
- 適応 じんま疹，皮膚瘙痒症，湿疹・皮膚炎

> **ここでアドバイス**
>
> 一般に急性じんま疹においては特別の検査を必要とせず，臨床的な診断と対応のみでよい．皮疹の性状や出現の経過などを詳細に検討し，アレルギー性の機序が強く疑われる場合や1ヶ月以上にわたり慢性化しかつ基礎疾患の存在が疑われる場合，特定の刺激や負荷により誘発できる場合などに検査の実施を考慮する．

24 アナフィラキシー

アナフィラキシーとは，アレルゲンなどの侵入により複数臓器にアレルギー症状が惹起され生命に危機を与えうる過敏反応をいう．また，血圧低下や意識障害を伴う場合には，アナフィラキシーショックという．

その発症機序は，多くが IgE の関与する免疫学的機序(食物，刺咬昆虫の毒，薬剤)であるが，IgE の関与しない免疫学的機序(造影剤などの薬剤)もある．

アナフィラキシーの重症度は，臓器別にグレード分類されており臓器別の症状のうち最も重いグレードで判定する．また，グレード 1 ではアナフィラキシーとは判断しない．

以下の 3 項目のうちいずれかに該当する場合にアナフィラキシーと診断する

(1) 皮膚症状(全身の発疹，瘙痒，紅潮)または粘膜症状(口唇，舌，口蓋垂の腫脹)のいずれかが存在し，数分から数時間以内に発現する症状で，呼吸器症状(呼吸困難，気道狭窄，喘鳴，低酸素血症)あるいは循環器症状(血圧低下，意識障害)のいずれかを伴う場合

(2) アレルゲンとなりうるものへの曝露後，数分〜数時間以内に以下の症状のうち 2 つ以上を伴う場合．a. 皮膚・粘膜症状，b. 呼吸器症状，c. 循環器症状，d. 持続する消化器症状(腹痛，嘔吐)．

(3) アレルゲンへの曝露後，数分から数時間以内に発現する血圧低下

処方例

アドレナリン

| 処方 1 | エピペン注射液(0.15 mg) | 1 本 | 筋注(体重 15 kg 以上 30 kg 未満) |
| | エピペン注射液(0.3 mg) | 1 本 | 筋注(体重 30 kg 以上) |

β₂ 刺激薬

| 処方 2 | メプチン吸入液ユニット 0.3 mL | 1 本 |

抗ヒスタミン薬

処方3	アレグラドライシロップ0.5%	30 mg/日　分2（6か月〜2歳） 60 mg/日　分2（2〜7歳）　または
	アレグラ錠（30/60 mg）	（30 mg）2錠　分2（7〜12歳） （60 mg）2錠　分2（12歳以上）
処方4	セルテクトドライシロップ2%	1 mg/kg/日　分2 （成人用量1日60 mg）

処方の解説

- アナフィラキシーと診断し（あるいは可能性が高いと判断し），エピペンの適応と考えられた場合には直ちに使用することがまず必要である．同時に，救急車を呼び最寄りの病院へ搬送する手配をする．
- その間，バイタルサイン（血圧，脈拍，呼吸，酸素飽和度，Capillary refilling time，意識状態）などを記録し，患者を仰臥位にして足を30 cmほど高くする．嘔吐する際には顔を横向きにさせる．体調が戻っても急に体を起こしたりせず仰臥位を保つ．また，可能であれば酸素投与（6〜8 L/分）を併用する．
- 心肺停止の際には，直ちに心マッサージ（100回/分）を開始する．
- 喘鳴，咳嗽，呼吸困難などを認める際には，メプチン吸入が有効である．
- 抗ヒスタミン薬はあくまで補助的なものである．グレード1程度の症状が出現した時点で使用し，経過をみる場合に処方することが多い．非鎮静性第二世代抗ヒスタミン薬を頓用で処方する．子どもの年齢や携帯のしやすさなどを考慮して薬剤を選択する．また，処方の際には保険病名に注意する．
- エピペンの処方に際してはエピペン登録医になる必要がある．

薬剤の解説

1) エピペン注射液（0.15/0.3 mg） マイランEPD

- **種類** アナフィラキシー補助治療薬
- **適応** 蜂毒，食物および薬剤などに起因するアナフィラキシー反応に対する補助治療
- **併用禁忌** イソプロテレノールなどのカテコールアミン製剤，抗精神病薬，α遮断薬

2) メプチン吸入液ユニット0.3 mL 大塚製薬

- **種類** 気管支拡張薬

- **適応** 気道閉塞性障害に基づく諸症状の緩解，気管支喘息，慢性気管支炎，肺気腫
- **相互作用** カテコールアミン製剤，キサンチン誘導体，ステロイド薬，利尿薬

3）アレグラドライシロップ 5% サノフィ

- **種類** 選択的ヒスタミン H_1 受容体拮抗薬（第二世代）
- **適応** じんま疹，アトピー性皮膚炎・皮膚炎・湿疹・皮膚瘙痒症に伴う瘙痒，アレルギー性鼻炎
- **相互作用** エリスロマイシン，アルミニウム・マグネシウム含有制酸薬

4）セルテクトドライシロップ 2% 協和発酵キリン

- **種類** H_1 受容体拮抗薬（第二世代）
- **適応** アトピー性皮膚炎，じんま疹，薬疹，気管支喘息

ここでアドバイス

保育園・幼稚園・学校などでの対応も含めた一般向けエピペンの適応は以下のようになっており，これらの症状のうち1つでもあれば使用すべきである．
(1) 消化器症状：繰り返し吐き続ける，我慢できない腹痛
(2) 呼吸器症状：のどや胸が締め付けられる，声がかすれる，犬が吠えるような咳，持続する強い咳込み，ぜーぜーする呼吸，息がしにくい
(3) 全身症状：唇や爪が白い，脈が触れにくい・不規則，意識がもうろうとしている，ぐったりしている，尿や便をもらす

4 神経・精神疾患

- 25 てんかん
- 26 熱性けいれん
- 27 頭痛
- 28 周期性嘔吐症候群
- 29 顔面神経麻痺
- 30 注意欠如・多動性障害
- 31 不安障害
- 32 うつ病, うつ状態

25 てんかん

　明らかな誘因のない大脳神経細胞の過剰興奮に由来する脳機能障害発作(てんかん発作)を繰り返す慢性の脳疾患である．発作起始時に両側半球の同期的な過剰放電を認める「全般発作」と，一側半球の局所的な過剰放電を認める「部分発作」に分類される．従来，全般発作に対する第一選択薬としてバルプロ酸，部分発作に対する第一選択薬としてカルバマゼピンが広く使用されてきた．

　抗てんかん薬の選択基準として「発作型別の治療薬選択」「てんかん症候群分類別の治療薬選択」があるが，ここでは「発作型別の治療薬選択」のみ解説する．また，2010年に国際抗てんかん連盟(ILAE)から新たなてんかん(発作・症候群)の分類法が提案されたが，馴染みのある1981年の「てんかん発作分類」を用いて解説する．

処方例

第一選択薬
部分発作

処方1	**テグレトール細粒50％** 　　　　　5 mg/kg/日(成分量として)　分2(維持量10～20 mg/kg/日)
処方2	**イーケプラドライシロップ50％** 　　10～20 mg/kg/日(成分量として)　分2(維持量20～60 mg/kg/日)

※4歳以上の小児に単剤療法の保険適応あり

全般発作

処方3	**デパケンシロップ5％，細粒20/40％** 　　10～15 mg/kg/日(成分量として)　分2～3(維持量10～30 mg/kg/日)
処方4	**セレニカR顆粒40％** 　　10～15 mg/kg/日(成分量として)　分1～2(維持量10～30 mg/kg/日)
処方5	**ラミクタール錠小児用(2/5 mg)** 　　　　　0.3 mg/kg/日　分1～2(維持量1～10 mg/kg/日)

※小児欠神てんかんのみ単剤療法の保険適応あり

処方の解説

- テグレトールはナトリウムイオンチャネル阻害薬であり，てんかん性過剰放電を直接抑制できる．主に肝臓のシトクロムP450(CYP)で代謝される．白血球抗原(HLA)との関連性がわかってきており，HLA型によっては重症薬疹(薬剤性過敏症症候群,

- Stevens-Johnson症候群，中毒性表皮融解壊死症）を起こしやすいとされる．
- イーケプラは，シナプス小胞蛋白に選択的に結合しCa^{2+}分泌を抑制する．他剤との相互作用がなく，また副作用（眠気・行動異常など）が少ないとされる．そのため，すでに欧米で推奨されているように，4歳以上の部分発作に対して第一選択薬になりうる．
- 全般発作ではデパケン，またはセレニカRが第一選択薬である．しかし，妊娠適齢期てんかん患者においては，量の調節や新規抗てんかん薬（イーケプラ，ラミクタール）への変更などが必要になる．
- ラミクタールも，テグレトールと同様にナトリウムイオンチャネル阻害薬である．眠気などの副作用は比較的少ないが，重症皮疹の出現に注意する必要がある．添付文書にある増量の仕方を遵守する必要があるが，薬疹を認めた場合は即座に内服中止，皮膚科へのコンサルテーションを考慮する必要がある．

薬剤の解説

1) テグレトール細粒50％ サンファーマ - 田辺三菱製薬

- **種類** 抗てんかん薬，躁状態治療薬
- **適応** てんかん，躁病・躁うつ病の躁状態，統合失調症の興奮状態，三叉神経痛
- **副作用** 眠気，複視・眼振，めまい，失調，汎血球減少，肝障害，薬疹
- **禁忌** 三環系抗うつ薬に対し過敏症，重篤な血液障害，Ⅱ度以上の房室ブロック，高度の徐脈（心拍数50拍/分未満），ポルフィリン症，ボリコナゾール，タダラフィル，リルピビリン投与中の患者

2) イーケプラドライシロップ50％ ユーシービージャパン - 大塚製薬

- **種類** 抗てんかん薬
- **適応** てんかん
- **副作用** 眠気，行動異常
- **禁忌** ピロリドン誘導体に対し過敏症

3) デパケンシロップ5％，細粒20/40％ 協和発酵キリン
セレニカR顆粒40％ 興和 - 興和創薬・田辺三菱

- **種類** 抗てんかん薬，躁病・躁状態治療薬，片頭痛治療薬
- **適応** てんかん，躁病・躁うつ病の躁状態，片頭痛発作の抑制

- **副作用** 血小板減少，肝障害，高アンモニア血症，急性膵炎，体重増加，脱毛
- **禁忌** カルバペネム系抗菌薬の併用，尿素サイクル異常症，重篤な肝障害

4) ラミクタール錠小児用（2/5 mg）gsk

- **種類** 抗てんかん薬，双極性障害治療薬
- **適応** てんかん，双極性障害における気分エピソードの再発・再燃抑制
- **副作用** 眠気，複視・眼振，めまい，肝障害，薬疹
- **禁忌** 本剤に対し過敏症

> **ここでアドバイス**
>
> てんかん治療を成功させるためには，病歴・発作症状・脳波所見から，正確な診断（発作型やてんかん症候群）をすることが重要である．全般発作にテグレトールなどの Na^+ イオンチャネル阻害薬を使用すると，発作が増悪することもあるため注意が必要である．

26 熱性けいれん

『熱性けいれん 診療ガイドライン 2015』では，生後6〜60か月の乳幼児に起こり，38℃以上の発熱に伴う発作性疾患（けいれん性，非けいれん性を含む）で，髄膜炎などの中枢神経感染症，代謝異常，その他の明らかな発作の原因がみられないもので，てんかんの既往のあるものは除外されると定義している[1]．

ガイドラインのなかで「発熱時のジアゼパム坐剤予防投与」は，熱性けいれんの既往があり，以下の1)または2)を満たす場合に使用することが推奨されている[1]．

> 1)遷延性発作(持続時間が15分以上)
> 2)次のうち2つ以上を満たす熱性けいれんを2回以上反復した場合
>   i 焦点性発作(部分発作)または24時間以内に反復する
>   ii 熱性けいれん出現前より存在する神経学的異常，発達遅滞
>   iii 熱性けいれんまたはてんかんの家族歴
>   iv 12か月未満
>   v 発熱後1時間未満での発作
>   vi 38℃未満での発作

「抗てんかん薬の継続的内服」は原則推奨されないが，ダイアップ坐剤による予防をしたにも関わらず1)遷延性の発作を認める場合，2)発作を繰り返した場合に考慮する．

処方例

発熱時のジアゼパム坐剤予防投与

処方1	ダイアップ坐剤(4/6/10) 0.4〜0.5 mg/kg/回(成分量として)　頓用(最大10 mg/回) ※発熱が持続する場合，8時間後に同量を追加する

抗てんかん薬内服治療

処方2	フェノバールエリキシル0.4%，散10% 3〜5 mg/kg/日(成分量として)　分1〜2
処方3	デパケンシロップ5%，細粒20/40% 20〜30 mg/kg/日(成分量として)　分2〜3
処方4	セレニカR顆粒40%　　20〜30 mg/kg/日(成分量として)　分1

処方の解説

- 来院時に熱性けいれんが止まっている場合，外来でルーチンにダイアップ坐剤を使用する必要はない．
- ダイアップ坐剤を使用する場合は意識状態の評価が難しくなるため，中枢神経感染症を示唆する所見がないことを確認しておくことが重要である．
- ガイドラインでは，発熱時のダイアップ坐剤の予防投与は，最終発作から1〜2年間もしくは4〜5歳までの投与を推奨している（明確なエビデンスはない）[1]．
- 抗てんかん薬の継続的内服により，熱性けいれんの再発を有意に減少させられる可能性がある．しかし，副反応の出現率は低くはないという報告もあるため，適応症例についてはよく検討する必要がある．
- 抗てんかん薬の継続的内服をする場合，ダイアップ坐剤予防投与と同様に1〜2年間がよいとされる．

薬剤の解説

1) ダイアップ坐剤(4/6/10) 高田製薬

- **種類** 抗けいれん薬
- **適応** 熱性けいれん，てんかんのけいれん発作
- **副作用** 眠気，ふらつき，易興奮性，分泌物増多
- **禁忌** 急性狭角緑内障，重症筋無力症，低出生体重児，新生児，リトナビル投与中の患者

2) フェノバールエリキシル0.4％，散10％ 藤永製薬-第一三共

- **種類** 抗けいれん薬，催眠・鎮静薬
- **適応** てんかんのけいれん発作，不眠症，不安緊張状態の鎮静，自律神経発作，精神運動発作
- **副作用** 眠気，めまい，失調，多動，精神機能低下，汎血球減少，肝障害，薬疹
- **禁忌** バルビツール酸系化合物に対する過敏症，ポルフィリン症，ボリコナゾール，タダラフィル，リルピビリン，アスナプレビル，ダクラタスビル，バニプレビル，マシテンタン
  [エリキシル]ジスルフィラム，シアナミド，プロカルバジン塩酸塩

3) デパケンシロップ 5%, 細粒 20/40% 協和発酵キリン
セレニカ R 顆粒 40% 興和－興和創薬・田辺三菱

- **種類** 抗てんかん薬, 躁病・躁状態治療薬, 片頭痛治療薬
- **適応** てんかん, 躁病・躁うつ病の躁状態, 片頭痛発作の抑制
- **副作用** 血小板減少, 肝障害, 高アンモニア血症, 急性膵炎, 体重増加, 脱毛
- **禁忌** 重篤な肝障害, カルバペネム系抗菌薬, 尿素サイクル異常症

引用文献

1) 日本小児神経学会(監), 他:熱性けいれん診療ガイドライン 2015. pp2-3, 50-56, 診断と治療社, 2015

ここでアドバイス

熱性けいれんは予後良好な疾患であり, また小児期は成長・発達段階にあるため, 治療適応の有無に関してはガイドラインを参考に慎重に検討する必要がある. 治療適応のある症例に対しても, 必要最低限の治療・期間に留めることが重要である.

④ 神経・精神疾患

27 頭痛

　頭痛は，小児の日常診療でも比較的多い症状である．明らかな原因のない「一次性頭痛」，原因疾患のある「二次性頭痛」に分類され，二次性頭痛には心因的・精神的な要因によるものから，緊急を要するもの（細菌性髄膜炎・頭部外傷・血管障害・脳腫瘍など）まで幅広くある．この項では，一般外来で遭遇することの多い「一次性頭痛」について解説する．

　一次性頭痛の代表的なものとして，片頭痛・緊張型頭痛がある．片頭痛は慢性反復性の拍動性頭痛である．片側性（年少児では両側性のことが多い）で持続時間が4〜72時間（小児ではそれより短いこともある）であり，頭痛発作中に悪心・嘔吐や光・音過敏を認めることが多い．緊張型頭痛は10歳以下の小児では稀であり，二次性頭痛を否定しておく必要がある．発症様式として，稀発反復性や頻発反復性，慢性がある．血行障害により，両側の側頭部，肩から後頭部にかけての締め付けられる痛みを認める．疲労が蓄積してくる夕方以降に増悪しやすい．

処方例

急性期治療薬

処方1	カロナール細粒 20/50%	10 mg/kg/回（成分量として）　頓服（最大 500 mg/回，総量 1,500 mg/日まで）
処方2	ブルフェン顆粒 20%	5 mg/kg/回（成分量として）　頓服（最大 200 mg/回，総量 600 mg/日まで）

片頭痛：処方1，2で効果のない場合

処方3	マクサルト錠（10 mg），RPD錠（10 mg）	1錠/回　頓服 1日2錠まで ※追加投与は2時間以上あける
処方4	イミグラン点鼻液 20	1個/回　頓用 1日2個まで ※追加投与は2時間以上あける

緊張型頭痛

処方5	デパス細粒 1%	1.5 mg/日（成分量として）　分3 ※成人量（年齢・症状により適宜増減）

処方の解説

- 一次性頭痛の急性期治療薬としてカロナールとブルフェンがあり，緊張型頭痛に対する有効性は片頭痛ほど明らかではない．
- 鎮痛薬で効果不十分な片頭痛の場合，年長児ではトリプタン製剤の使用を考慮する．トリプタン製剤は，体重40 kg以上，12歳以上で成人と同量が使用可能である．
- 片頭痛が授業中などに起きた場合，水が不要で服用できるトリプタン製剤の口腔内崩壊錠が有用である．
- 片頭痛を繰り返す場合，予防内服を考慮する．しかし，予防効果に関するエビデンスは少なく，保険適応のないものが多い．
- 緊張型頭痛において，デパスなどの抗不安薬の使用により安眠が得られ，筋緊張を和らげることが頭痛の軽減に有効である．

薬剤の解説

1) カロナール細粒 20/50% あゆみ製薬

- 種類 解熱・鎮痛薬
- 適応 解熱・鎮痛
- 副作用 消化器症状，血小板減少，血小板機能低下
- 禁忌 消化性潰瘍，重篤な肝障害・腎障害・血液異常・心機能不全，アスピリン喘息

2) ブルフェン顆粒 20% 科研製薬

- 種類 解熱・鎮痛・抗炎症薬
- 適応 解熱・鎮痛・消炎
- 副作用 消化器症状，血小板機能低下
- 禁忌 消化性潰瘍，重篤な肝障害・腎障害・血液異常・心機能不全・高血圧症，アスピリン喘息

3) マクサルト錠(10 mg)，RPD錠(10 mg) 杏林製薬-エーザイ

- 種類 片頭痛薬
- 適応 片頭痛
- 副作用 眠気，めまい，倦怠感，悪心・嘔吐，口渇
- 禁忌 脳・心・血管の虚血性病変，エルゴタミン・エルゴタミン誘導体含有薬投与中の患者，MAO阻害剤投与中，あるいは投与中止2週間以内の患者

4) イミグラン点鼻液20 gsk

- 種類 片頭痛薬
- 適応 片頭痛

副作用	眠気，めまい，倦怠感，悪心・嘔吐，鼻炎，刺激感，苦み，熱感
禁忌	脳・心血・管の虚血性病変，エルゴタミン・エルゴタミン誘導体含有製剤，MAO 阻害剤

5) デパス細粒 1%　田辺三菱製薬

種類	抗不安薬
適応	神経症・うつ病・心身症・統合失調症・頸椎症・腰椎症・筋収縮性頭痛(における不安・緊張・抑うつ・睡眠障害・筋緊張)
副作用	眠気，めまい，失調，倦怠感，悪心，口渇
禁忌	緑内障，重症筋無力症

> **ここでアドバイス**
>
> 頭痛で来院した場合，まずは緊急を要する二次性頭痛を鑑別することが重要である．また，小児では忘れがちになりやすい血圧を必ず測定しておくことが必要である．頭部 CT に関して，被曝の問題からルーチンワークとして施行するべきではないが，①緊急を要する二次性頭痛が疑われる場合，②診断不明の場合，③保護者の心配・不安が強く納得しない場合に施行することを考慮する．

28 周期性嘔吐症候群

　幼稚園から小学校低学年の幼小児2％程度に認められ，突然頻回の嘔吐を発症し，数時間から数日間持続する．嘔吐のほか倦怠感，顔面蒼白，頭痛などの自律神経症状を伴う．発熱，腹痛，下痢を伴う場合は急性胃腸炎との鑑別が困難である．自家中毒（アセトン血性嘔吐症），周期性ACTH・ADH放出症候群は同義・類縁疾患である．疲労や精神的ストレスが誘因となり年に数回の嘔吐発作を繰り返すが，2～5年程度で自然軽快することが多い．国際頭痛分類では片頭痛の一型として取り上げられており，本症候群の患児には片頭痛の家族歴が多く，患児自身も本症から片頭痛に移行する率が高い．中等症以上の症例では，嘔吐発作時は経口や坐剤の制吐剤は有効でなく，輸液を要する場合が多い．ケトン性低血糖を合併することがあり，ブドウ糖含有輸液の使用が望ましい．嘔吐発作の間欠期には無症状であるが，頻回の発作で日常生活に支障をきたす場合に，予防的薬剤使用を行う場合がある．

処方例

嘔吐発作時（軽症）

処方1	ナウゼリン坐剤（30 mg）	1回半個または1個（1 mg/kg），症状に応じて1日1～2回

嘔吐発作時（中等症～重症）

処方2	ソリタ-T1号輸液	50～100 mL/時（嘔吐の状況により増減）
	利尿がついたら	
	ソリタ-T3号輸液	1,500～2,000 mL/日で維持（体重により増減）
処方3	（血性嘔吐を伴う場合）ガスター注射液	0.6～0.8 mg/kgを8～12時間ごと（最大40 mg/日）
処方4	イミグランキット皮下注	（年齢 × 4 + 20）/100 × 3 mg　皮下注
処方5	ゾフラン注	2.5 mg/m² を1日1回緩徐に静脈内投与

予防的投与：上記で無効の場合，処方6と処方7を併用

処方6	フェノバール散10％	2～5 mg/kg/日（成分量として）　分2
処方7	セレニカR顆粒40％	20～40 mg/kg/日（成分量として）　分2

処方の解説

- 嘔吐初期は，まず経口補液が基本である．
- 嘔吐が頻回となれば，鎮吐剤を用いる．自宅・外来での対応であればナウゼリン坐剤がよく使用される．脱水兆候が出現すれば外来での輸液，入院を考慮する．
- 輸液を要する例では，血糖・電解質の測定を行い，必要により補正する．プリンペラン注射液は錐体外路症状（ジスキネジア）をきたすことがあり，筆者は使用していない．
- 周期性嘔吐症を片頭痛の一型と判断して，トリプタン製剤の使用を試みる場合がある．嘔吐中は経口薬の使用が困難なため，皮下注製剤または点鼻液での投与を考慮する．嘔吐による消耗が激しい場合，5-HT$_3$受容体拮抗型制吐薬が使用される場合がある．
- 予防的投与の適応基準はない．いずれも適応外使用となる．

薬剤の解説

1）ナウゼリン坐剤（10/30/60 mg） 協和発酵キリン
- 種類 消化管運動改善薬
- 適応 周期性嘔吐症，乳幼児下痢症，上気道感染症，抗悪性腫瘍剤投与時の消化器症状
- 用法・用量 3歳未満の場合，1回10 mgを1日2～3回．3歳以上の場合，1回30 mgを1日2～3回
- 副作用 上肢の伸展，振戦，筋硬直などの錐体外路症状（特に小児では起きやすい）．乳児では用量に注意し，3歳以下の幼児で7日以上の連用を避ける．

2）ガスター注射液（10/20 mg） アステラス製薬
- 種類 H$_2$受容体拮抗薬
- 適応 上部消化管出血

3）イミグランキット皮下注（3 mg） gsk
- 種類 5-HT$_{1B/1D}$受容体作動型片頭痛治療薬
- 適応 片頭痛，群発頭痛
- 用法・用量 成人には1回3 mg，1時間以上の間隔をおいて追加可
- 注意 小児への安全性は確立していない．

4）ゾフラン注（2/4 mg） ノバルティスファーマ
- 種類 5-HT$_3$受容体拮抗型制吐薬
- 適応 抗悪性腫瘍剤投与に伴う消化器症状
- 用法・用量 小児にはオンダンセトロンとして1回2.5 mg/m^2，1日

1回緩徐に静脈内投与する．効果不十分な場合には，同用量を追加投与できる．
- 注意 適応は抗悪性腫瘍剤投与に伴う消化器症状であり，周期性嘔吐症に適応はない．

5)フェノバール散10% 藤永製薬－第一三共
- 種類 催眠・鎮静・抗てんかん薬
- 適応 不眠症，不安緊張状態の鎮静，てんかんのけいれん発作
- 注意 興奮や多動

6)セレニカR顆粒40% 興和－興和創薬・田辺三菱製薬
- 種類 抗てんかん薬，躁状態治療薬，片頭痛治療薬
- 適応 てんかん，躁状態，片頭痛発作の抑制
- 副作用 肝障害，高アンモニア血症，食欲亢進など
- 併用禁忌 カルバペネム系抗菌薬
- 注意 フェノバルビタールとの併用で血中濃度が低下，一方でフェノバルビタール血中濃度を上昇させる．

参考文献
1) 疋田敏之：周期性嘔吐症候群．水口雅，他(総編集)：今日の小児治療指針 第16版，p270，医学書院，2015
2) 児玉浩子：周期性嘔吐症候群．小児科診療(79)，214，2016

> **ここでアドバイス**
> 吐き続けてぐったりしているこどもを見て保護者は不安を感じている．基本的に成長とともに軽快する予後良好な疾患であることを説明する．

29 顔面神経麻痺

大きく中枢性と末梢性に分けられるが，末梢性で半側顔面全体の麻痺が明らかであるのに対し，中枢性では上部の麻痺が軽度(目と口の麻痺が明らかであるが，額のしわよせは可能)である．末梢性は感染・炎症，外傷，腫瘍，先天性などが原因であるが，特発性末梢性顔面神経麻痺であるBell(ベル)麻痺が最も多い．以下，ベル麻痺への対応について記述する．ベル麻痺における単純ヘルペスウイルス1型(HSV-1)再活性化の関与が想定されるようになり，経口副腎皮質ホルモンおよび抗ウイルス薬の使用が推奨されるようになってきたが，十分なエビデンスは存在しない．小児のベル麻痺は予後良好であり，90%以上は完全に回復する．麻痺の重症度評価は柳原法がよく用いられ，高度(8点以下)，中等度(10～18点)，軽度(20点以上)と判定する．

処方例

軽度麻痺

処方1　**メチコバール細粒 0.1%**
成人 1,500 μg/日に準じ，学童 750 μg/日，幼児 500 μg/日(成分量として)　分3　寛解または発症後8週間まで

中等度～高度麻痺

処方2　**プレドニゾロン散 1%**
1 mg/kg/日(成分量として)　分2　5～7日間投与後，漸減して7日程度で中止
バルトレックス顆粒 50%
75 mg/kg/日(成分量として)　分3　5～7日間
または
ゾビラックス顆粒 40%
40～80 mg/kg/日(成分量として)　分2～4　5～7日間

処方の解説

- 副腎皮質ホルモン短期経口療法は，顔面神経浮腫の軽減により発症早期の有効性が期待される．ただしベル麻痺は自然治癒傾向のある疾患であり，漫然とした長期投与は避ける．
- 抗ヘルペスウイルス薬は，ベル麻痺とHSV-1との関与が示唆されることを根拠に副腎皮質ホルモンとの併用による効果が期待される．

- ビタミン B_{12} は有効性のエビデンスはないが，重大な副作用がないことから使用を検討してもよい．

薬剤の解説

1) メチコバール細粒 0.1% エーザイ
- **種類** メコバラミン製剤
- **適応** 末梢性神経障害
- **用法・用量** 成人はメコバラミンとして1日 1,500 μg

2) プレドニゾロン散 1% 武田テバ薬品-武田薬品工業
- **種類** 合成副腎皮質ホルモン製剤
- **適応** 末梢神経炎，顔面神経麻痺
- **副作用** 感染症の増悪，続発性副腎皮質機能不全，消化管出血，精神変調，骨粗鬆症，緑内障，血栓症，成長抑制など

3) バルトレックス顆粒 50% gsk
- **種類** 抗ウイルス化学療法薬
- **適応** 単純疱疹，帯状疱疹，水痘
- **用法・用量** 単純疱疹：体重10 kg以上の小児にはバラシクロビルとして 25 mg/kg を1日2回(最大1回 500 mg)，帯状疱疹・水痘：アシクロビルとして 25 mg/kg を1日3回(最大1回 1,000 mg)

4) ゾビラックス顆粒 40% gsk
- **種類** 抗ウイルス化学療法薬
- **適応** 単純疱疹，帯状疱疹，水痘
- **用法・用量** 単純疱疹：アシクロビルとして 20 mg/kg を1日4回(最大1回 200 mg)，帯状疱疹・水痘：アシクロビルとして 20 mg/kg を1日4回(最大1回 800 mg)
- **注意** 単純疱疹・水痘の治療：5日間，帯状疱疹の治療：7日間

参考文献
1) 日本神経治療学会治療指針作成委員会：標準的神経治療．Bell麻痺．神経治療 25(2)，171-185，2008
2) 熊田聡子：顔面神経麻痺．水口雅，他(総編集)：今日の小児治療指針 第16版，pp677-678，医学書院，2015

ここでアドバイス
口角下制筋欠損は，先天性ないし分娩外傷による顔面神経麻痺と混同される場合がある．安静時の顔つきは正常で，泣いたときに患側の口角が下がらないが，鼻唇溝は両側対称性であり，哺乳障害もきたさない．

30 注意欠如・多動性障害

注意欠如・多動性障害(ADHD)は不注意,多動性・衝動性などの行動上の特性をもった発達障害である.小児の有病率は3～7%で,性差は病型により異なるが2:1から9:1で男児に多い.DSM-5[1]において,ADHDは,不注意,多動性・衝動性を中心症状として,これらの症状が12歳未満に2つ以上の状況下で認める場合に診断される.

診断は,DSM-5に沿って発達歴や現在の主訴などの問診を行い,各種質問紙〔ADHD評価スケール(ADHD-RS)や子どもの日常生活チェックリスト(QC)〕から児の行動特性を把握し,総合的に判断する必要がある.また児の知的水準の確認や併存障害の有無〔自閉スペクトラム症(ASD)など〕の確認を行うこともその後の支援の対応が変わるため重要である.

鑑別診断としてADHDに類似した症状を呈する身体疾患(甲状腺疾患,副腎白質ジストロフィー,脳炎・頭部外傷の後遺症,てんかんなど)の除外を行う.

診断後は,第一に児の発達特性をアセスメントし,次に児を取り巻く環境(家族環境や集団生活)のアセスメントを行う.そして家族に診断名を伝えADHDの特性を理解してもらう.支援・治療として,(1)環境調整,(2)行動療法,(3)薬物療法がある.

(1)環境調整:ADHDの特性にあったかかわり方や環境調整を行うため,家族だけでなく児の所属する集団生活の先生などと連携を図る[2].
(2)行動療法:環境調整と並行しADHDの支援として有効である.ソーシャルスキルトレーニング(SST)やペアレントトレーニングがある[3].
(3)上記の支援介入を行っても十分でない場合に薬物療法の併用を考慮する.わが国では現在徐放性メチルフェニデートとアトモキセチンの2種類の薬剤が認可されている.

処方例

徐放性メチルフェニデート

処方1	初回投与 **コンサータ錠（18 mg）** 1錠　分1朝内服
	増量後　**コンサータ錠（27/36 mg）**
	1錠　分1朝内服（1日最大用量 54 mg）

アトモキセチン

処方2	初回投与　**ストラテラ**　0.5 mg/kg/日（0.125 mL/kg/日）　分2　食後
	2週間後より　**ストラテラ**
	0.8 mg/kg/日（0.2 mL/kg/日）　分2　食後
	維持量　**ストラテラ**
	1.2〜1.8 mg/kg/日（0.3〜0.45 mL/kg/日）　分2　食後

処方の解説

🍃 **コンサータ**

- 2週間程度で効果発現が期待できるため，効果を判定し増量が必要な場合は1日量として9 mgまたは18 mg増量する．症状により適宜増減するが，1日用量は54 mgを超えないこと．用量には個人差もあり，とりわけ不注意優勢の症例において比較的低用量で有効性が認められる場合がある[3]．
- 効果発現は早いが，持続時間が12時間程度のため学校での問題行動が目立ち，早急な対応が必要な場合に使用する．
- 内服後30〜60分で効果を発揮し，おおむね12時間効果が持続する．不眠のリスクがあるため昼以降の内服は行わない．学校の長期休暇などでは休薬も可能である．
- 登録医制：コンサータ適正流通委員会の承認が必要である．

🍃 **ストラテラ**

- 効果発現までに4〜6週間かかるが，1日中効果が持続するため家庭での問題行動が多い場合にも使用する．
- 2週間程度の間隔をあけて増量を行い，症状により適宜増減するが，1日用量は1.8 mg/kgを超えない，または120 mgを超えないこと．
- 両剤ともに小児では，長期服用により体重増加抑制，成長の遅れのおそれがあり，処方開始時・増量時は定期的に体重のフォローアップが必要である．

薬剤の解説

1) コンサータ錠 (18/27/36 mg) ヤンセンファーマ

- **種類** 徐放性メチルフェニデート
- **適応** ADHD, 6歳未満では有効性・安全性は未確立
- **禁忌** 緑内障, 狭心症, 重度うつ病, Tourette症候群, 褐色細胞腫
- **副作用** 食欲不振, 頭痛, 不眠, チック, 体重減少など
- **相互作用** 昇圧剤, ワーファリン, 三環系抗うつ薬併用で作用増強

2) ストラテラカプセル (5/10/25/40 mg), 内用液 0.4%
日本イーライリリー

- **種類** 選択的ノルアドレナリン再取り込み阻害薬
- **適応** ADHD, 6歳未満では有効性・安全性は未確立
- **禁忌** 重篤な心血管障害, 褐色細胞腫, 閉塞隅角緑内障
- **副作用** 食欲減退, 悪心・嘔吐, 便秘, 不眠, めまい, 体重減少など
- **相互作用** MAO阻害剤で作用増強

引用文献

1) American Psychiatric Association, 日本精神神経学会(日本語版用語監修), 髙橋三郎, 大野裕(監訳):DSM-5精神疾患の診断・統計マニュアル. 医学書院, 2014
2) 平岩幹男(総編集):データで読み解く発達障害. 中山書店, 2016
3) 齊藤万比古(編):注意欠如・多動症―ADHD―の診断・治療ガイドライン 第4版. じほう, 2016

ここでアドバイス

学童期以降のADHDの児に対して, 薬物療法は環境調整などとの併用において非常に有用である. しかし, 成長期の小児においては副作用が問題となるため十分に養育者に説明したうえで, 体重のモニタリングを行いながら増量することが望ましい.

31 不安障害

小児期に認める不安障害は，DSM-5[1]の不安障害の分類から，パニック障害・社交不安障害，などが含まれる．
- パニック障害：予期しないパニック発作が繰り返し起こり，「また発作が起こるのではないか」という予期不安，発作に関連した行動上の変化が起こる病態．パニック発作は，動悸・息苦しさ・悪心・めまいなどの症状や死んでしまうのではないかという恐怖感が突然起こる状態．他の不安障害（社交不安障害，空間恐怖）としばしば合併する．
- 社交不安障害：他者と会話をするような一般的な社交状況，人前で話すような状況で顕著に，長期的に恐怖感・不安感を感じる病態．小児では，泣く，かんしゃくを起こす，立ちすくむ，話せなくなるなどの形で不安感・恐怖感が表現されることがある．鑑別として，自閉症スペクトラム障害，パニック障害，統合失調症などが挙げられる．

非薬物療法として，認知行動療法，遊戯療法などがある．代替の適切な考えを導き出すようにし，課題を小さな段階に分けその状況に少しずつ挑戦することで不安をコントロールすることが目的である[2]．

処方例

I パニック障害
SSRI（選択的セロトニン再取り込み阻害薬）

処方1	初期投与量	パキシル錠（5 mg）	1錠 分1 夕食後
	1～2週間ごとに5～10 mgずつ増量し30 mg/日まで増量可		
	維持投与量	パキシル錠（10 mg）	3錠 分1 夕食後
処方2	初期投与量	ジェイゾロフト錠（25 mg）	1錠 分1 夕食後
	1～2週間ごとにゆっくり増量可能		
	維持投与量	ジェイゾロフト錠（50 mg）	1～2錠 分1 夕食後

II 社交不安障害
SSRI

処方3	初期投与量	パキシル錠(5 mg)	1錠 分1 夕食後
	1〜2週間ごとに5〜10 mgずつ増量し,40 mg/日まで増量可		
	維持投与量	パキシル錠(20 mg)	1〜2錠 分1 夕食後
処方4	初期投与量	ルボックス錠(25 mg)	1錠 分1 就寝前
	2週間ごとに25 mgずつ増量し,150 mg/日まで増量可		
	維持投与量	ルボックス錠(75 mg)	2錠 分1 就寝前

III 不安障害に対する併用薬,適応はないが不安症状が強い場合に少量を併用

ベンザミド系抗精神病薬

処方5	ドグマチール錠(50 mg)	1〜2錠 分1 夕食後

ドパミン受容体部分作動薬(DPA)

処方6	エビリファイ錠(3 mg)	1錠 分1 夕食後

処方の解説

- SSRIが第一選択薬とされるが,学童期以前には安易に処方すべきではない.少量の抗精神病薬が投与されることもあるが,いずれも抗精神病薬に精通した医師による処方が望ましい.
- 小児においてSSRIで特に注意すべき重大な副作用として賦活化症候群や心臓突然死がある.賦活化症候群で知られているのは処方開始・増量時に小児期ないし若年成人の自殺リスクの増大である.
- 循環器のモニタリングとして内服開始前と開始後に定期的な心電図検査を行うことが望ましい.

薬剤の解説

1) パキシル錠(5/10/20 mg) gsk

- **種類** SSRI
- **適応** うつ病,パニック障害,社会不安障害,強迫性障害,外傷後ストレス障害
- **併用禁忌** ピモジド・MAO阻害薬投与中・中止後14日以内(セロトニン症候群のおそれ)
- **副作用** 倦怠,めまい,頭痛,嘔気,口渇など

2）ジェイゾロフト錠（25/50/100 mg），OD 錠（25/50/100 mg）
ファイザー

- **種類** SSRI
- **適応** うつ病，うつ状態，パニック障害，外傷後ストレス障害
- **禁忌** 1）パキシルを参照
- **副作用** 睡眠障害，頭痛，めまい，動悸，悪心・嘔吐など

3）ルボックス錠（25/50/75 mg） アッヴィ

- **種類** SSRI
- **適応** うつ病，うつ状態，強迫性障害，社会不安障害
- **併用禁忌** 1）パキシルを参照
- **副作用** せん妄，眠気，悪心・嘔吐，口渇，頭痛，眼痛など

4）ドグマチール錠（50/100/200 mg），細粒 10/50％ アステラス製薬

- **種類** ベンザミド系抗精神病薬
- **適応** 統合失調症，うつ病，うつ状態，胃・十二指腸潰瘍
- **禁忌** 褐色細胞腫の疑い，プロラクチン分泌性下垂体腫瘍
- **副作用** QT 延長，パーキンソン症候群，ジスキネジア，乳汁分泌，など

5）エビリファイ錠（1/3/6/12 mg），OD 錠（3/6/12/24 mg），内用液 0.1％，散 1％ 大塚製薬

- **種類** ドパミン受容体部分作動薬（DPA）
- **適応** 統合失調症，双極性障害，うつ病，うつ状態
- **禁忌** 糖尿病，併用禁忌：アドレナリン
- **副作用** 糖尿病ケトアシドーシス，けいれん，アカシジア，体重減少・体重増加

引用・参考文献

1) American Psychiatric Association，日本精神神経学会（日本語版用語監修），髙橋三郎，大野裕（監訳）：DSM-5 精神疾患の診断・統計マニュアル．医学書院，2014
2) 齊藤万比古（総編集）：子どもの心の診療シリーズ　子どものこころの処方箋ガイド．中山書店，2014

> **ここでアドバイス**
>
> 小児の不安障害における薬物療法は，非薬物療法との併用で行う．内服薬について副作用の説明を養育者に十分話したうえで，少量から開始し十分な経過観察を行うなど，慎重に投与することが望ましい．

32 うつ病，うつ状態

1970年後半，成人うつ病の症状を満たすうつ病が子どもに存在すると報告されたことを契機に，児童思春期のうつに関する研究が加速した．最近の疫学的報告では，うつ病の初発エピソードの頻度は12歳から急速に上昇し，12歳以降は成人の発症率と大きな違いがないことが明らかになってきている．そのため，近年わが国においても児童思春期のうつ病が注目され，診断される症例が増えてきているが，一方で，必ずしも適切に診断され，エビデンスに基づいた治療が行われているとは限らない．特にこの時期のうつ症状には合併する疾患との症状の重複，表出される症状が年齢によって異なることを念頭においたアセスメントによる診断が必要であり，疑った場合は小児精神科，心療内科，児童精神科に必ずコンサルテーションを行うべき疾患である．

DSM-5では，子どもの双極性障害の過剰診断と治療の可能性に関する問題に取り組むために，重篤気分調節症という新たな診断が抑うつ障害群に追加された．これは持続的な易怒性および度重なる極端な行動の制御不能のエピソードを呈する状態を指し，12歳までの子どもが対象になるが，その後単極性抑うつ障害群を呈することが多いと報告されている．

発達段階による症状の特徴として，児童期には，不安症状（恐怖症，分離不安），身体的な訴え，幻聴，いらいらや癇癪など行動上の問題として認識され，妄想は少ない．

思春期には，食欲や睡眠の障害が目立ち，いらいらや他者からの非難に敏感になり周囲の刺激に反応しやすくなる．また，自殺念慮，自殺行動が増えるとされている．

治療としては，まずは診断を的確に行うことが重要であり発達的および縦断的な視点から症状の評価・判断がなされ，その症状が，児童思春期の個人の普段の典型的な行動から明らかな変化・逸脱を示していることが必須である．

特に，わが国においては，児童思春期のうつ病に関して，診断・評価面で海外における構造化面接・評価尺度が翻訳・標準化されているものが少ないこと，治療法においては児童思春期における精神療法・薬物療法ともに対照群を用いた二重盲検試験によって有効

性・安全性が確立されている治療法が存在しないことが大きな課題として挙げられる．

『日本うつ病学会治療ガイドライン』(2016)に準拠した治療的介入として以下が挙げられる[1]．

(1) 全例に行うべき基礎的な介入
生育歴を含めた患者背景，病態の包括的な理解/心理および疾病教育と環境調整/支持的な介入/家族への支援
(2) 必要に応じて選択される治療
12歳以上ではレクサプロ/6歳以上ではジェイゾロフト/認知行動療法/対人関係療法

また推奨されない治療として三環系・四環系抗うつ薬，抗不安薬(ベンゾジアゼピン系)が挙げられている．

処方例

15歳男児：うつ病，併存疾患に自閉スペクトラム症，社交不安

処方1　ジェイゾロフト錠(25 mg)，OD錠(25 mg)
　　　　　　　　　　　　　　　1錠　分1　夕(抑うつ，不安に対して)
　　　　リスパダールOD錠(0.5 mg)
　　　　　　　　　　　　　　　1 mg/日　分2　朝夕(ASDに伴う易刺激性)

18歳女児：うつ病，不眠，基礎疾患に線維性筋痛症

処方2　レクサプロ(10 mg)　　　1錠　分1　夕(抑うつに対して)
　　　　マイスリー錠(5 mg)　　　1錠　分1　眠前(不眠に対して)

処方の解説

- ジェイゾロフトは25 mgから始め，1週間以上の間隔をあけて25 mgずつ増量可能．100 mgで維持する．効果発現に2週～1ヶ月を要する．
- 小児期のASDに伴う易刺激性に対し，2016年，リスパダールが保険適応となった．
- 線維性筋痛症に伴う抑うつに対しレクサプロの有効性が示されている
- うつに伴う睡眠障害への対応はまず睡眠衛生指導を行い，睡眠薬への依存によりうつ病の遷延化に注意し，依存性の強いバルビツール系，非バルビツール系，ベンゾジアゼピン系は推奨されない
- 治療の終結としてAACAP(米国児童青年精神医学会)の治療ガイ

- ドラインでは，6〜12ヶ月薬物を維持し，その後寛解が続いている場合には，漸減中止することを推奨している．
- SSRIと自殺に関する警告が始まった2003年を境に，SSRIの使用頻度の減少と児童思春期の自殺既遂の増加に相関が認められたなどの報告もあるがいまだに明確な見解が出ていない．
- 児童思春期へのSSRIを含めた抗うつ薬の使用に関しては，処方時には正確な副作用についての情報を患者と保護者に伝える．また自殺関連行動，攻撃性の増加に関してのインフォームド・コンセントを適切に行い，成人以上に慎重な経過観察を要する．

薬剤の解説

1) ジェイゾロフト錠（25/50/100 mg），OD錠（25/50/100 mg）
ファイザー

- **種類** SSRI
- **適応** うつ病・うつ状態，パニック障害，外傷後ストレス障害
- **禁忌** モノアミン酸化酵素（MAO）阻害剤，ピモジド
- **注意** 副作用：吐き気・胃部不快感．初期の1〜2週間のみのことが多く，数週間で改善するがガスモチンなどの併用も効果的とされる．またアクチベーション症候群（内服初期に変に気分が持ち上がってイライラしたり攻撃性が高くなったり，ソワソワと落ち着かなくなったりする）がみられるが一時的であることが多い．自傷行為などが続く場合は内服中止し薬剤の変更を試みる．

2) レクサプロ錠（10 mg） 持田製薬 - 田辺三菱製薬

- **種類** SSRI
- **適応** うつ病・うつ状態，社会不安障害（社交不安障害）
- **禁忌** MAO阻害剤またピモジド投与中，QT延長患者，心室頻拍（torsades de pointesを含む）
- **注意** QT延長による不整脈など

引用文献
1) 日本うつ病学会，他：児童思春期のうつ．日本うつ病学会治療ガイドラインⅡ．うつ病（DCM-5）/大うつ病性症候群 2016．pp18-57，2016

> **ここでアドバイス**
>
> 児童思春期のうつ病の診断面接ポイントとして①外観観察(服装,清潔度,年齢相応か),②見当識(日時,場所などの認識),③インタビュアーとの関係(視線の合わせ方,協力度,家族と容易に分離できるか),④行動観察,⑤感情と気分,会話(会話の量,質,パターンなど),⑥思考内容,⑦いらいら,易怒性,自殺念慮,⑧適応障害,不安症,ASD,ADHD,反抗挑戦症などとの鑑別,あるいは併存症の有無を評価し,前述した発達的視点,および家族力動評価などが不可欠である.

5

腎尿路疾患

- 33 尿路感染症
- 34 ネフローゼ症候群
- 35 慢性腎炎
- 36 夜尿症
- 37 亀頭包皮症・外陰腟炎

33 尿路感染症

尿路感染症(UTI)は，尿路に細菌などの病原体が侵入して感染を起こす病態である．腎臓に感染を起こした上部 UTI(腎盂腎炎)と，膀胱・尿道に感染を起こす下部 UTI(膀胱炎・尿道炎)に大別される．生後3か月までの児では UTI は男児に多く，しばしば菌血症を合併している．診断の際の尿検体は，自立排尿が確立した年長児はクリーンキャッチ尿でよいが，自立排尿が確立していない年少児は尿道カテーテルによる採尿がわが国では一般的である．ガイドラインごとに諸説あるが，$10^3 \sim 10^4$ CFU/mL 以上の単一菌の検出を基準とする．年少児における採尿バッグによる尿培養は偽陽性率が85%と非常に高いため，尿培養が陰性であったときのみ診断価値をもつ．米国小児科学会のガイドラインには2か月以上のほとんどの患児において，経口抗菌薬による外来治療が可能とあるが，高リスク症例が除外されている可能性があり，菌血症を合併しやすい3〜6か月未満の患児や重症例の初期治療は入院加療が望ましいと考える．

膀胱尿管逆流症(VUR)の検索のための排尿時膀胱尿道造影(VCUG)に関しては，自然消失率の高い軽症例の割合が多いことや放射線被曝の問題から制限される方向にあり，現在の適応は①超音波検査によって水腎などが認められた症例，および②臨床経過が非典型的・難治性の症例，とされる．こうした症例は入院施設や専門施設への紹介が望ましい．また VUR 症例における抗菌薬の予防投与はこの十数年で否定的な論文・肯定的な論文がありいまだ一定の見解はない．多様な症例を含む大規模無作為試験の結果が待たれる．筆者は症例ごとに判断し，保護者へ説明のうえ症例によっては使用を行っている．本書の性質上，本項では比較的軽症な症例への外来処方例と再発時の予防内服処方例について触れることとする．

処方例

I 下部 UTI(膀胱炎・尿道炎)

処方1　ケフラール細粒小児用(100 mg)
　　　　　　　　　　　30 mg/kg/日(成分量として)　分3　2〜4日間
処方2　メイアクト MS 小児用細粒 10%
　　　　　　　　　　　9 mg/kg/日(成分量として)　分3　2〜4日間

II 上部 UTI（腎盂腎炎）

※ 3〜6 か月未満は入院および経静脈的投与が望ましい

桿菌をターゲットとした場合

```
処方3  （経静脈）クラフォラン注射用（0.5/1 g）
                              100〜150 mg/kg/日   分 3〜4
処方4  （経静脈）ロセフィン静注用（0.5/1 g）  50〜120 mg/kg/日   分 1〜2
処方5  （経口）ケフラール細粒小児用（100 mg）
                              30 mg/kg/日（成分量として）   分 3
処方6  （経口）メイアクト MS 小児用細粒 10%
                              9 mg/kg/日（成分量として）   分 3
                              経口±経静脈で合計 2 週間前後の治療
```

球菌をターゲットとした場合

```
処方7  （経静脈）ペントシリン注射用（1/2 g）   125〜300 mg/kg/日   分 3
処方8  （経口）パセトシン細粒 10%   30 mg/kg/日（成分量として）   分 3
                              経口±経静脈で合計 2 週間前後の治療
```

III 抗菌薬予防投与（薬剤感受性評価のうえ）

```
処方9   （経口）ケフラール細粒小児用（100 mg）
                              5〜10 mg/kg/日（成分量として）   分 1   就眠前
処方10  （経口）バクタ配合顆粒
                              0.0125 g/kg/日（製剤量として）   分 1   就眠前
```

処方の解説

- 上部 UTI では腎瘢痕化を防止するため，尿培養を提出のうえ速やかに抗菌薬による治療を開始する．菌血症を伴いやすい 3〜6 か月未満の児は入院加療が望ましい．
- 起因菌の薬剤感受性は最小発育濃度（MIC）を指標とするが，UTI においては抗菌薬の尿中濃度は血中濃度よりも高くなるため，薬剤感受性の結果と実際の臨床効果が一致しないことがある．

薬剤の解説

1) **ケフラール細粒小児用（100 mg）** 塩野義製薬 - 共和薬品
   メイアクト MS 小児用細粒 10% Meiji Seika ファルマ
   クラフォラン注射用（0.5/1 g） サノフィ
   ロセフィン静注用（0.5/1 g） 中外製薬

- **種類** 経口用セフェム系抗菌薬/セフェム系抗菌薬
- **適応** 膀胱炎・腎盂腎炎
- **禁忌** 本剤の成分によるショックの既往歴のある患者（ロセフィン：上記に加え，高ビリルビン血症の未熟児・新生児）

クラフォラン注：リドカインなどのアニリド系局所麻酔剤に対し既往歴のある患者
- 副作用 ショック，アナフィラキシー，急性腎不全，汎血球減少，偽膜性大腸炎，中毒性表皮壊死融解症，間質性肺炎，肝機能障害，溶血性貧血（ロセフィン：上記に加え，胆石・腎尿路結石・意識障害）
メイアクト MS：低カルニチン血症に伴う低血糖

2) パセトシン細粒 10% アスペンジャパン
ペントシリン注射用（1/2 g）富山化学工業 - 大正富山医薬品

- 種類 合成ペニシリン製剤
- 適応 膀胱炎・腎盂腎炎
- 禁忌 本剤の成分によるショックの既往歴のある患者，伝染性単核球症のある患者
- 副作用 ショック，アナフィラキシー，急性腎不全，汎血球減少，偽膜性大腸炎，中毒性表皮壊死融解症，間質性肺炎，肝機能障害，無菌性髄膜炎（ペントシリン注：上記に加え横紋筋融解症）

3) バクタ配合顆粒 塩野義製薬

- 種類 合成抗菌薬
- 適応 複雑性膀胱炎・腎盂腎炎
- 禁忌 本剤の成分またはサルファ剤に対し過敏症の既往歴のある患者，妊婦，低出生体重児・新生児，G6PD 欠乏患者
- 原則禁忌 血液障害のある患者，本人または家族が気管支喘息などのアレルギー症状を起こしやすい体質を有する患者
- 副作用 再生不良性貧血，TTP・HUS，ショック，アナフィラキシー，中毒性表皮壊死融解症，薬剤過敏症症候群，急性膵炎，偽膜性大腸炎，肝障害，腎不全，無菌性髄膜炎，間質性肺炎，低血糖発作，高カリウム血症，低ナトリウム血症，横紋筋融解症

ここでアドバイス

尿路感染症に関してはVCUGのタイミング，抗菌薬の予防投与の是非などいまだ一定の見解はない．よって日々新しくなるガイドラインを注視する必要がある．その中で超音波検査は低侵襲かつ簡便なため積極的施行が推奨される．

34 ネフローゼ症候群

　ネフローゼ症候群は糸球体基底膜障害の結果，高度蛋白尿・低蛋白血症・全身性浮腫をきたす疾患である．わが国では1年間に小児人口10万人に対し5人が発症している．約90％は原因不明の小児特発性ネフローゼ症候群であり，ステロイド反応性である．一方で，再発が多くステロイド長期使用による副作用が懸念される．初発時は発症から受診・診断までに時間を要していることが多いため，一般に高度浮腫を伴い体液バランスが崩れている．それに加え，初期治療はステロイドも大量かつ4週間の連日投与となるため入院加療が一般的である．一方で，再発時は早期発見・早期対応が可能なため多くは外来での管理が可能である．頻回再発（初回寛解後6ヶ月以内に2回以上，または任意の12ヶ月以内に4回以上の再発をするもの）の定義を満たした場合は専門医への紹介が望ましい．

処方例

I　初発時
※入院管理が望ましい

国際法：8週投与

> **処方1　プレドニゾロン散1%**
> 　　　　60 mg/m²/日　または　2.0 mg/kg/日（成分量として）　分3
> 　　　　　　　　　　　　　　　　　　　　　連日4週間（最大60 mg/日）
>
> その後
> **プレドニゾロン散1%**
> 　　　40 mg/m²/日　または　1.3 mg/kg/日（成分量として）　分1朝
> 　　　　　　　　　　　　　　　　　　　　　隔日4週間（最大40 mg/日）

長期漸減法：3～7ヶ月投与

> **処方2　プレドニゾロン散1%**
> 　　　　60 mg/m²/日　または　2.0 mg/kg/日（成分量として）　分3
> 　　　　　　　　　　　　　　　　　　　　　連日4週間（最大60 mg/日）
>
> その後
> **プレドニゾロン散1%**
> 　　　40 mg/m²/日　または　1.3 mg/kg/日（成分量として）　分1朝
> 隔日を2～6ヶ月かけて適宜漸減する（例：2.5～5 mgを2週間ごとに漸減）

II 再発時
国際変法

処方3　**プレドニゾロン散1%**
　　　　　60 mg/m²/日　または　2.0 mg/kg/日（成分量として）　分3
　　　　　　　連日尿蛋白消失3日目まで投与（最大60 mg/日　4週間）

　　　その後
　　　プレドニゾロン散1%
　　　　　60 mg/m²/日　または　2.0 mg/kg/日（成分量として）　分1朝
　　　　　　　　　　　　　　　　　　　　隔日2週間（最大60 mg/日）

　　　その後
　　　プレドニゾロン散1%
　　　　　30 mg/m²/日　または　1.0 mg/kg/日（成分量として）　分1朝
　　　　　　　　　　　　　　　　　　　　隔日2週間（最大30 mg/日）

　　　その後
　　　プレドニゾロン散1%
　　　　　15 mg/m²/日　または　0.5 mg/kg/日（成分量として）　分1朝
　　　　　　　　　　　　　　　　　　　　隔日2週間（最大15 mg/日）

処方の解説

- ネフローゼ症候群に対するステロイド治療はすでに一般的に広く行われ，ランダム化比較試験などはないもののその有効性は証明されており，多くのガイドラインでも第一選択とされている．その薬効や作用機序に関しては，核内受容体を介した転写因子促進，NF-κBなどの炎症性転写因子活性の抑制，細胞表面のグルココルチコイド受容体に対する機序などがいわれているが，不明な点もまだ多い．
- ステロイド投与により，肥満，成長障害，骨粗鬆症，白内障，緑内障などの副作用が生じる可能性がある．これらの副作用を軽減する目的で，ステロイドの隔日投与が広く行われている．長期投与になる際には必ず検討する必要がある．

薬剤の解説

1) プレドニゾロン散1%，錠（5 mg） 武田テバ薬品-武田薬品工業
　　プレドニン錠（5 mg） 塩野義製薬

- **種類**　合成副腎皮質ホルモン製剤
- **適応**　ネフローゼおよびネフローゼ症候群
- **禁忌**　本剤の成分に対し過敏症の既往歴のある患者
- **原則禁忌**　①有効な抗菌薬の存在しない感染症，全身の真菌症，②消化性潰瘍，③精神病，④結核性疾患，⑤単純疱疹性角

膜炎，⑥後囊白内障，⑦緑内障，⑧高血圧症，⑨電解質異常，⑩血栓症，⑪最近行った内臓の手術創のある患者，⑫急性心筋梗塞

副作用 感染症，副腎機能不全，糖尿病，消化性潰瘍，膵炎，精神変調，骨粗鬆症，大腿骨頭壊死，緑内障，白内障，血栓症，心筋梗塞，脳梗塞，硬膜外脂肪腫，腱断裂，満月様顔貌，痤瘡，多毛，体重増加，尿路結石，小児における発育抑制，高血圧性脳症

注意 ①小児における発育抑制が現れることがあるので，観察を十分に行うこと，②小児において高血圧性脳症が現れることがある．

参考文献

1) 日本小児腎臓病学会（編）：小児特発性ネフローゼ症候群ガイドライン 2013．pp6-9，70-75，診断と治療社，2013

ここでアドバイス

外来で小児のネフローゼ症候群を管理する際に，ステロイド使用中の予防接種の是非が問題となることがある．不活化ワクチンに関しては接種可能であるが，抗体獲得率などの視点から高用量ステロイド（プレドニゾロン換算 2 mg/kg/日または 10 kg 以上の患児であれば 20 mg/日以上）の使用中は接種を避けることが望ましい．生ワクチンに関しては，ステロイド使用中は原則接種を避けるべきである．しかし麻疹や水痘などの流行状況によっては個別の判断を行い，接種をすることもある．ただしその際にも，安全性の視点から高用量ステロイド（プレドニゾロン換算 2 mg/kg/日または 10 kg 以上の患児であれば 20 mg/日以上）以下であることが望ましい．

35 慢性腎炎

慢性腎炎(慢性腎炎症候群)とは,一般に「糸球体障害に起因する蛋白尿や血尿が1年以上持続し,高血圧,浮腫とともに腎機能障害が緩徐に進行する状態」と定義される.病名ではなく症候群であり,IgA腎症,膜性腎症,膜性増殖性糸球体腎炎などの原発性腎炎,ループス腎炎や紫斑病性腎炎などの全身性疾患に伴う腎炎,およびAlport症候群などの遺伝性腎炎などが含まれる.本項では,慢性腎炎のうち最も頻度の高いIgA腎症について述べる.

IgA腎症は,血管性紫斑病や全身性エリテマトーデスなどの全身性疾患を伴うことなくメサンギウムにIgAが強く沈着をすることを特徴とする慢性腎炎である.臨床像としては,血尿が必発であり,上気道感染や消化器感染に伴う反復性肉眼的血尿を20~30%に認める.蛋白尿が持続する症例は,将来的に末期腎不全に進行する可能性があり,積極的な治療が必要である.

わが国の『小児IgA腎症治療ガイドライン1.0版』では,IgA腎症を軽症例と重症例に分類し(表1),それぞれの治療方針を示している.

表1 軽症例と重症例の定義

1. 臨床症状	早朝尿蛋白/クレアチニン比 <1.0は軽症例,≧1.0は重症例
2. 病理組織像	①中等度以上のメサンギウム増殖,半月体形成,癒着,硬化病変のいずれかの所見を有する糸球体が全糸球体の<80%,かつ②半月体形成を認める糸球体が全糸球体の<30%は軽症例.①≧80%,または②≧30%は重症例

*軽症例は1.2.のすべてを,重症例は1.または2.のいずれかを満たすものとする

処方例

軽症例(下記の2剤のいずれかを2年以上投与する)

処方1 ロンゲス錠　　　　0.4 mg/kg/日　分1(最大20 mg/日)少量より開始
処方2 ツムラ柴苓湯エキス顆粒(3 g/包)
　　　　　　　1包(20 kg以下),2包(20~40 kg),3包(40 kg以上)　分2

重症例(下記の処方 3〜6 の多剤併用療法を 2 年間投与する)

処方 3　プレドニゾロン錠
　　　　　　　　　　　2 mg/kg/日(最大 80 mg/日)　分 3　4 週間
　　　　　　　　　　　以後,同量を隔日投与し,漸減中止
処方 4　アザニン錠　　　2 mg/kg/日(最大 100 mg/日)分 1　または,
　　　　ブレディニン錠　　4 mg/kg/日(最大 150 mg/日)　分 2
処方 5　ワーファリン錠
　　　　トロンボテスト 20〜50％に調節　分 1(0.5〜1 mg/日より開始)
処方 6　ペルサンチン錠
　　　　6〜7 mg/kg/日(最大 300 mg/日)　分 3(3 mg/kg/日より開始)

扁摘パルス療法(パルス療法後から 6 ヶ月以内に扁桃摘出術)

処方 7　ソル・メドロール静注用　　　20 mg/kg/回(最大 600 mg/回)
　　　　　　　　　　　　　　　　　　3 日連続点滴(2 時間/回)
　　　　プレドニン錠　　1 mg/kg/日(最大 30 mg/日)　分 1　4 日連続内服
※以上を 1 クールとして通常 3 クール(パルス療法)
処方 8　プレドニン錠　　　　　　　1 mg/kg 隔日(最大 30 mg/日)　分 1
　　　　パルス療法後より開始.2 ヶ月おきに 5 mg ずつ漸減し,1 年以内に中止

処方の解説

- びまん性メサンギウム増殖を示す重症な小児 IgA 腎症に対する多剤併用療法は,尿蛋白の減少効果と長期の腎生存率も改善することが報告されている.
- 小規模ではあるがランダム化比較試験によって,びまん性メサンギウム増殖を示す重症な小児 IgA 腎症に対する扁摘パルス療法も,多剤併用療法と同等の治療効果が報告されている.
- 微小変化・巣状メサンギウム増殖を示す軽症な小児 IgA 腎症に対するリシノプリル(ロンゲス)2 年間投与によって,約 80％の症例で尿蛋白が消失すると報告されている.

薬剤の解説

1)ロンゲス錠(5/10/20 mg) 塩野義製薬‐共和薬品工業

種類　アンジオテンシン変換酵素阻害薬
適応　高血圧症
副作用　催奇形性があるため妊娠可能年齢の女児に使用する際は十分な説明を行う.脱水傾向にあるときは,副作用(高カリウム血症)を認めやすいため一時休薬する.

2) ツムラ柴苓湯エキス顆粒 ツムラ

- **種類** 漢方薬
- **適応** むくみ
- **副作用** 肝障害，偽アルドステロン症，間質性肺炎

3) プレドニン錠（5 mg） 塩野義製薬

- **種類** 副腎皮質ホルモン製剤
- **適応** ネフローゼ症候群
- **副作用** 成長障害，骨粗鬆症，血栓症，眼科合併症，高血圧，感染症，糖尿病，肥満

4) アザニン錠（50 mg） 田辺三菱製薬

- **種類** 免疫抑制薬
- **適応** 治療抵抗性全身性血管炎
- **副作用** 骨髄抑制，感染症，消化器障害，間質性肺炎

5) ブレディニン錠（25/50 mg） 旭化成ファーマ

- **種類** 免疫抑制薬
- **適応** ネフローゼ症候群（副腎皮質ホルモン剤のみでは治療困難な場合に限る）
- **副作用** 高尿酸血症，白血球減少，感染症

6) ワーファリン錠（0.5/1/5 mg） エーザイ

- **種類** 抗凝固薬
- **適応** 血栓塞栓症
- **副作用** 出血傾向，催奇形性

7) ペルサンチン錠（12.5/25/100 mg） 日本ベーリンガーインゲルハイム

- **種類** 抗血小板薬
- **適応** ネフローゼ症候群（ステロイドに抵抗性を示す）
- **副作用** 出血傾向，頭痛

8) ソル・メドロール静注用（40/125/500/1,000 mg） ファイザー

- **種類** 副腎皮質ホルモン製剤
- **適応** ネフローゼ症候群
- **副作用** 成長障害，骨粗鬆症，血栓症，眼科合併症，高血圧，感染症，糖尿病，肥満

> **ここでアドバイス**
>
> 多剤併用療法は有効な治療法であるが，副作用（低身長，大腿骨頭壊死）や治療後の尿蛋白残存が問題となる．筆者らは，保護者や患児に両者を説明し同意を得たうえで扁摘パルス療法を選択している．

36 夜尿症

　夜尿症（nocturnal enuresis）は，「5歳以上の小児の就眠中の間欠的尿失禁が，1ヶ月に1回以上の頻度で3ヶ月以上続くもの」と定義されている．夜間多尿，排尿筋過活動，覚醒閾値の上昇が三大要因である．治療はまず，夜間の飲水制限，就寝前の排尿の励行などを行い，改善がみられない場合，6歳（小学校1年生）以降が積極治療の対象と考えられる．

　積極治療は，抗利尿ホルモン薬（デスモプレシン）と夜尿アラーム治療が第一選択であり，効果が乏しい場合，抗コリン薬や三環系抗うつ薬などが用いられる．

処方例

I まず試みるべき処方

処方1	**ミニリンメルトOD錠（120/240μg）**	1錠　分1　就寝30分前
	120μgから開始して，効果が不十分なら240μgに増量する．舌下に置いて水なしで服用する	
処方2	**デスモプレシン・スプレー10**	
	就寝前　1または2噴霧（10/20μg）（1噴霧から開始して，効果が不十分なら2噴霧に増量する）	

II 処方1，2や夜尿アラーム治療で効果がみられず，昼間尿失禁を伴ったり，機能的膀胱容量が過少な場合は，処方1，2に併用する

昼間尿失禁合併の場合

処方3	**ウリトスOD錠（0.1 mg）またはステーブラOD錠（0.1 mg）**	2〜4錠　分2　朝食後・夕食後

機能的膀胱容量が過少な場合

処方4	**ベシケアOD錠（2.5/5 mg）**	2.5〜5 mg　分1　夕食後

III 処方1，処方2，処方3，アラーム治療の組み合わせで効果がみられない場合，処方1，2に併用する

処方5	**トフラニール錠（10/25 mg）**	1錠　分1　就寝前
	1週間経過しても，効果がみられなければ，体重が25 kg未満であれば20 mg（10 mg錠を2錠），25 kg以上であれば，25 mg（25 mg錠を1錠）〜30 mg（10 mg錠を3錠）まで増量する	

処方の解説

- デスモプレシンは，抗利尿ホルモンの化学合成誘導体で，①血管平滑筋収縮作用を減弱し，②抗利尿作用を増強し，③作用持続時間が延長されている．バソプレシン V_2 受容体に結合して，腎尿細管(集合管)における水の再吸収を促進させ，尿を濃縮し，尿量を減じる働きがある．本薬剤は夜間多尿で機能的膀胱容量が正常な夜尿症患者で最も効果がある．
- 抗コリン薬は，排尿筋の過活動を抑制する効果があり，昼間尿失禁に対して有効である．夜尿については，睡眠中の膀胱容量を増大させることにより有効である可能性があるので，デスモプレシンと併用で使用する．
- 三環系抗うつ薬は，①抗コリン作用や抗鎮痙作用，②抗うつ効果，③覚醒と睡眠の調節(REM 睡眠の時間の短縮)，④ノルアドレナリン系の神経伝達物質の取り込み阻害，⑤抗利尿ホルモンの分泌の促進，などにより夜尿症に効果があると推察されている．過量投与時の心臓障害(刺激伝導障害と心筋機能障害)が深刻な副作用であり，死に至るリスクもある．

薬剤の解説

1) ミニリンメルト OD 錠(120/240 μg)
フェリング・ファーマ-協和発酵キリン
デスモプレシン・スプレー 10(1 瓶 500 μg) 協和発酵キリン

- **種類** 脳下垂体ホルモン製剤
- **適応** 尿浸透圧あるいは尿比重の低下に伴う夜尿症
- **禁忌** 低ナトリウム血症の患者，習慣性または心因性多飲症の患者
- **副作用** 水中毒(希釈性低ナトリウム血症)

2) ウリトス OD 錠(0.1 mg) 杏林製薬
ステーブラ OD 錠(0.1 mg) 小野薬品工業

- **種類** 過活動膀胱治療薬
- **適応** 過活動膀胱における尿意切迫感，頻尿および切迫性尿失禁
- **禁忌** 尿閉を有する患者，幽門・十二指腸または腸管が閉塞している患者および麻痺性イレウスのある患者，閉塞隅角緑内障の患者，重症筋無力症の患者，重篤な心疾患の患者
- **副作用** 麻痺性イレウス，幻覚，せん妄，QT 延長，心室頻拍ショック，肝障害

3) ベシケア OD 錠(2.5/5 mg) アステラス製薬

- **種類** 過活動膀胱治療薬
- **適応** 過活動膀胱における尿意切迫感，頻尿および切迫性尿失禁
- **禁忌** 尿閉を有する患者，閉塞隅角緑内障の患者，幽門・十二指腸または腸管が閉塞している患者および麻痺性イレウスのある患者，重症筋無力症の患者，重篤な心疾患の患者
- **副作用** 尿閉，麻痺性イレウス，QT 延長

4) トフラニール錠(10/25 mg) アルフレッサファーマ

- **種類** イミプラミン系薬
- **適応** 精神科領域におけるうつ病・うつ状態，遺尿症(昼・夜)
- **禁忌** 緑内障のある患者，尿閉のある患者
- **副作用** 悪性症候群，セロトニン症候群，QT 延長，心室頻拍，てんかん発作，無顆粒球症，麻痺性イレウス，SIADH(抗利尿ホルモン不適合分泌症候群)

ここでアドバイス

夜尿アラーム療法は，夜尿感知装置を就寝前に装着し，夜尿時にブザーやバイブが作動し，就眠中の児が排尿を抑制し，夜間の膀胱蓄尿量を増加させる治療であり，治療の効果は抗利尿ホルモン薬とほぼ同等の第一選択の治療である．効果発現に 1 ヶ月以上の時間がかかることが多く，本人の強いモチベーションの維持と，同居する家族の協力が必要である．

37 亀頭包皮炎・外陰腟炎

亀頭包皮炎(balanoposthitis)は，亀頭・包皮の急性炎症であり，好発年齢は2〜5歳である．陰茎先端(稀には陰茎全体)の発赤・腫脹・疼痛，膿汁排出，排尿痛などがみられる．排尿痛が強いと一種の尿閉状態になることがある．男性の尿路感染症の11%程度と報告されている．真性包茎では包皮が翻転できないために，包皮の内側(包皮と亀頭の間の部分)は細菌が繁殖しやすい．亀頭包皮炎は合併症として最も多く，繰り返すこともあるが，包茎が高度なほど発症しやすいとは限らない．仮性包茎では亀頭包皮炎はあまり生じない．起因菌は黄色ブドウ球菌の頻度が高い．

外陰腟炎(vulvovaginitis)は，幼児期から思春期前に頻度が高い性器の感染症である．症状は外陰の発赤や痒み，帯下などであり，外陰の疼痛や排尿痛を訴えることもある．痒みのために外陰を掻いてびらんや出血がみられたり，さらには二次的に皮膚感染を起こしていることもある．起因菌は年少児の場合，大腸菌や黄色ブドウ球菌が多く，成人にみられるトリコモナスやカンジダによる感染は稀である．思春期以降になると性感染症によるトリコモナス，ヘルペス，クラミジア，淋菌なども考慮する．

処方例

亀頭包皮炎の処方

処方1 **ケフラール細粒小児用(100 mg)**
20〜40 mg/kg/日(成分量として) 3〜5日間の内服
(ただし起因菌がA群β型溶連菌であった場合は，10日間の内服とする)
+ **ゲンタシン軟膏0.1%**の包皮の内側への塗布

外陰腟炎

処方2 **パセトシン細粒10%またはサワシリン細粒10%**
40 mg/kg/日(成分量として) 7日間の内服 + **クロマイ-P軟膏**の塗布

処方の解説

- 局所の炎症・疼痛が強い場合には，リンデロン-VG軟膏0.12%などの塗布を併用する．
- 外陰腟炎では，長期の抗菌薬の投与は，二次的にカンジダ感染を誘発することがあるので注意を要する．

薬剤の解説

1) ケフラール細粒小児用（100 mg） 塩野義製薬-共和薬品

- **種類** セファクロル細粒（経口用セフェム系抗生物質製剤）
- **適応** (1) 適応菌種：本剤に感性のブドウ球菌属，レンサ球菌属，肺炎球菌，クレブシエラ属，プロテウス・ミラビリス，インフルエンザ菌
  (2) 適応症：表在性皮膚感染症，深在性皮膚感染症，膀胱炎・腎盂腎炎など
- **禁忌** 本剤の成分またはセフェム系抗生物質に対し過敏症の既往歴のある患者
- **副作用** ショック，アナフィラキシー，急性腎不全，汎血球減少，偽膜性大腸炎，中毒性表皮壊死融解症，間質性肺炎，肝機能障害，溶血性貧血

2) パセトシン細粒 10％ アスペンジャパン
サワシリン細粒 10％ アステラス製薬

- **種類** アモキシシリン水和物散（ペニシリン系抗菌薬）
- **適応** (1) 適応菌種：本剤に感性のブドウ球菌属，レンサ球菌属，肺炎球菌，腸球菌属，淋菌，大腸菌，プロテウス・ミラビリス，インフルエンザ菌，ヘリコバクター・ピロリ，梅毒トレポネーマ
  (2) 適応症：表在性皮膚感染症，深在性皮膚感染症，子宮内感染，子宮付属器炎など
- **禁忌** 本剤の成分またはペニシリン系抗菌薬に対し過敏症の既往歴のある患者，伝染性単核球症の患者
- **副作用** ショック，アナフィラキシー，急性腎不全，汎血球減少，偽膜性大腸炎，中毒性表皮壊死融解症，間質性肺炎，肝機能障害，無菌性髄膜炎（ペントシリン注：上記に加え横紋筋融解症）

3) ゲンタシン軟膏 0.1％ 高田製薬

- **種類** ゲンタマイシン硫酸塩（アミノグリコシド系抗菌薬）
- **適応** (1) 適応菌種：ゲンタマイシンに感性のブドウ球菌属，レンサ球菌属（肺炎球菌を除く），大腸菌，クレブシエラ菌，プロテウス属，モルガネラ・モルガニー，プロビデンシア属，緑膿菌
  (2) 適応症：表在性皮膚感染症，慢性膿皮症，びらん・潰瘍の二次感染
- **禁忌** 本剤ならびにアミノグリコシド系抗菌薬およびバシトラミンに対し過敏症の既往歴のある患者

副作用 発疹などの過敏症など

4) クロマイ-P 軟膏 第一三共

- **種類** クロラムフェニコール・フラジオマイシン硫酸塩軟膏（プレドニゾロン含有）
- **適応** (1) 適応菌種：クロラムフェニコール/フラジオマイシン感性菌
  (2) 適応症：深在性皮膚感染症，慢性膿皮症浸潤，びらん，結痂を伴うか，または二次感染を併発している湿疹・皮膚炎群など
- **禁忌** 本剤の成分に対し過敏症の既往歴のある患者，真菌症
- **副作用** 皮膚の刺激感・発疹などの過敏症など

> **ここでアドバイス**
>
> 亀頭包皮炎では，治癒後に包皮口をよく調べて，直径が 5 mm 以下なら再発予防のための包茎保存療法（ステロイド軟膏療法）を行う．本法は用手的翻転とステロイド軟膏塗布を組み合わせたものであり，包皮をひっぱると同時に，包皮口にごく少量の軟膏を塗布する．ステロイド軟膏はヒアルロン酸の合成を低下させ，表皮の増殖を抑えることで包皮を薄くし，伸展性を改善するために有効であるとされている．軟膏の種類はベタメタゾンやクロベタゾールなどの中等度群のステロイドであるが，1～2 ヶ月間で 5 g 使用する程度なので，副作用はまずない．この方法を保護者に指導し，毎日 1～2 回実施してもらうと，2 週間以内に効果が現れて包皮口が広くなり，約 1 ヶ月で 70％以上の症例が仮性包茎の状態になる．

6

循環器疾患

- 38 心不全
- 39 不整脈
- 40 肺高血圧症
- 41 起立性調節障害
- 42 感染性心内膜炎

38 心不全

　心不全は複雑な臨床症候群であり，多種類の病因によるが，抗心不全薬の外来投与は，慢性心不全に対する管理となる．そのため，ここでは手術などによる治療が必要な先天性心疾患の左右シャントによる心不全や急性心不全以外の，慢性心不全の薬剤治療について解説する．

　現在，慢性心不全においては，心臓のポンプ機能増強ではなく，心不全を進行させる神経体液性因子の刺激を減じることに主眼がおかれ，心保護薬を用いると予後が改善することが成人領域で証明されている．

　代表的な心保護薬としてはレニンアンジオテンシン系を抑制するアンジオテンシン変換酵素阻害薬〔ACE阻害薬(ACE-I)〕，アンジオテンシンⅡ受容体拮抗薬(ARB)，およびβ遮断薬がある．

処方例

処方1　レニベース錠(2.5/5/10 mg)
　　　　　　　　　0.1〜0.4 mg/kg/日（成分量として）　分1〜2
　　　　　　　　　（なお成人量　5〜10 mg/回　1日1回）

処方2　ブロプレス錠(2/4/8/12 mg)　　1歳以上6歳未満の小児に対し
　　　　　0.05〜0.4 mg/kg/日（成分量として）を1日1回
　　　6歳以上の小児に対し 2〜8 mg/日（成分量として）を1日1回
　　　　　（なお成人量　4 mg/回　1日1回，8 mg/日まで増量可能）

処方3　アーチスト錠(1.25/2.5/10/20 mg)
　　　　　　　　　0.05 mg/kg/回　1日2回から開始し
　　　　0.1〜0.4 mg/kg/回（成分量として）　1日2回までゆっくり増量
　　　　　　　　　（なお成人量　10 mg/回　1日2回）

処方の解説

- ACE阻害薬は小児においても心収縮不全，あるいは弁逆流に起因するうっ血性心不全に対する有効性が報告されている．
- ARBは理論的にはACE阻害薬より効率よくRAA系をブロックするにも関わらず，心不全に対する効果としては，ACE阻害薬を超えるデータはない．
- β遮断薬は，小児領域では，拡張型心筋症や左室を主心室にする症例の心不全に対して有効性が報告されている．

- β遮断薬は心機能を低下させる薬剤であるため，少量から開始し，漸増する．忍容性があれば投与量が多い方が有効である．
- ACC/AHAの心不全のガイドラインによれば，病期を四段階に分類し，第一段階ではACE阻害薬またはARBを，第二段階ではβ遮断薬を加え，第三段階では体液貯留に対して利尿剤を加えることを推奨している[1]．

薬剤の解説

1) レニベース錠（2.5/5/10 mg）MSD
- **種類** ACE阻害薬（エナラプリルマレイン酸塩）
- **適応** 慢性心不全，高血圧
- **副作用** 低血圧（特に初回投与時），腎機能障害，乾性咳嗽，バソプレシン分泌過剰症，血管浮腫
- **禁忌** 腎機能障害，腎血管障害，大動脈縮窄症，左室流出路狭窄，左室流入路狭窄，妊婦または妊娠している可能性のある婦人
- **注意** ACE阻害薬，カリウム保持性利尿薬と併用する場合は高カリウム血症に注意する．血圧と腎機能に注意して使用する．

2) ブロプレス錠（2/4/8/12 mg）武田テバ‐武田薬品工業
- **種類** ARB（カンデサルタン シレキセチル）
- **適応** 慢性心不全，高血圧
- **副作用** 低血圧（特に初回投与時），腎機能障害
- **禁忌** 腎機能障害，腎血管障害，大動脈縮窄症，左室流出路狭窄，左室流入路狭窄，妊婦または妊娠している可能性のある婦人
- **注意** 腎機能障害，肝機能障害を認める場合は投与量を減量する．血圧と腎機能に注意して使用する．

3) アーチスト錠（1.25/2.5/10/20 mg）第一三共
- **種類** β遮断薬（カルベジロール）
- **適応** 慢性腎不全，高血圧，頻脈性心室細動
- **副作用** 高度な徐脈性不整脈，ショック，心不全，低血圧
- **禁忌** 気管支喘息，高度の徐脈性不整脈，ショック，妊婦または妊娠している可能性のある婦人
- **注意** "心機能を低下"および伝導障害をきたす可能性があるので，注意して使用する．

引用文献

1) Hunt SA, et al : ACC/AHA guidelines for the evaluation and management of chronic heart failure in the adult: executive summary. J Am Coll Cardiol(38), 2101-2113, 2001

> **ここでアドバイス**
>
> β遮断薬は，投与初期は心機能が低下することが少なくないため，心不全の悪化に留意する必要があり，重症心不全では入院管理のうえで導入する．アンジオテンシン変換酵素阻害薬およびアンジオテンシンⅡ受容体拮抗薬も，血圧低下を合併する可能性があるため，投与初期には十分に注意する．

39 不整脈

　小児循環器領域では，乳幼児期，解剖学的にアプローチが困難な頻脈性不整脈症例や心室細動など，カテーテルアブレーションの適応が困難な不整脈が存在し，薬物治療は重要な治療手段である．外来投与の抗不整脈薬は，慢性的な経過に対する管理となる．

処方例

心房性，心室性期外収縮，上室頻拍

処方1　リスモダン R 錠(150 mg)，カプセル(50/100 mg)
　　　　5〜10 mg/kg/日(成分量として)　分 3(なお成人量　300 mg/日　分 3)

心室性頻拍性不整脈

処方2　メキシチールカプセル(50/100 mg)
　　　　5〜10 mg/kg/日(成分量として)　分 3(なお成人量　300〜450 mg/日　分 3)

心房性および心室性不整脈

処方3　タンボコール細粒 10%，錠(50/100 mg)
　　　　3〜5 mg/kg/日(成分量として)　分 2〜3
　　　　(なお成人量　100 mg/日から開始し 200 mg/日まで増量　分 2)

洞性頻拍，異所性心房頻拍，房室回帰性頻拍，房室結節リエントリー性頻拍

処方4　インデラル錠(10 mg)　　　　1〜4 mg/kg/日(成分量として)　分 3〜4
　　　　(なお成人量　50〜100 mg/日　分割投与)

上室性，心室性頻脈性不整脈

処方5　アンカロン錠(100 mg)
　　　　初期投与量 10〜20 mg/kg/日(成分量として)　分 1〜2 を 1〜2 週間
　　　　維持量　5〜10 mg/kg/日　分 1〜2
　　　　(なお成人量　導入期 400 mg/日　分 1〜2　維持期 200 mg/日　分 1〜2)

心房細動，心房粗動，発作性上室頻拍

処方6　ワソラン錠(40 mg)　　　　3〜6 mg/kg/日(成分量として)　分 3
　　　　(なお成人量　120〜240 mg/日　分 3)

頻拍型心房粗動，心房細動，リエントリー性心室頻拍

処方7　ジゴシン散 0.1%，錠(0.125/0.25 mg)（維持量）
　　　　乳児期 0.0075〜0.01 mg/kg/日(成分量として)，学童 0.005〜0.0075 mg/kg/日(成分量として)　分 1〜2(なお成人量　0.25〜0.5 mg/日　分 1〜2)

6　循環器疾患

処方の解説

抗不整脈は様々な種類があり，実際の投与方法は『小児期心疾患における薬物療法ガイドライン』[1]などを参照する必要がある．

薬剤の解説

1) リスモダンR錠(150 mg)，カプセル(50/100 mg) サノフィ

- 種類 ナトリウムイオンチャネル遮断薬(クラスIa群，ジソピラミドリン酸塩)
- 適応 発作性上室性頻拍症，心房細動
- 副作用 心停止，心室細動・粗動，心房粗動，心室頻拍，房室ブロックなど
- 禁忌 高度の房室・洞房ブロック

2) メキシチールカプセル(50/100 mg) 日本ベーリンガーインゲルハイム

- 種類 ナトリウムイオンチャネル遮断薬(クラスIb群，メキシレチン塩酸塩)
- 適応 頻脈性不整脈(心室性)
- 副作用 房室伝導障害による徐脈性不整脈，心室性不整脈，消化器症状
- 禁忌 重篤な刺激伝導障害

3) タンボコール細粒10%，錠(50/100 mg) エーザイ

- 種類 ナトリウムイオンチャネル遮断薬(クラスIc群，フレカイニド酢酸塩)
- 適応 頻脈性不整脈(発作性心房細動・粗動，心室性)
- 副作用 心室頻拍，心室細動，心臓粗動，一過性心停止
- 禁忌 うっ血性心不全，高度の房室ブロック，洞房ブロック，心筋梗塞後の心室性期外収縮あるいは非持続性心室頻拍，妊婦

4) インデラル錠(10 mg) アストラゼネカ

- 種類 β遮断薬(クラスII群，β_1非選択性ISA(−)，プロプラノロール塩酸塩)
- 適応 期外収縮，発作性頻拍，心房細動，洞性頻拍の予防，本態性高血圧症，狭心症，褐色細胞腫手術時，片頭痛発作の抑制
- 副作用 房室伝導障害による徐脈性不整脈，心室性不整脈，消化器症状，低血糖，気管支攣縮など
- 禁忌 気管支喘息，高度徐脈，房室ブロックなど

5）アンカロン錠（100 mg）サノフィ

- 種類　カリウムイオンチャネル遮断薬（クラスIII群，アミオダロン塩酸塩）
- 適応　心室細動，心室性頻拍，心不全または肥大型心筋症に伴う心房細動
- 副作用　間質性肺炎，肺線維症，不整脈の悪化，肝障害，甲状腺機能低下症など
- 禁忌　重篤な洞不全症候群，II度以上の房室ブロック他

6）ワソラン錠（40 mg）エーザイ

- 種類　Ca拮抗薬（クラスIV群，ベラパミル塩酸塩）
- 適応　頻脈性不整脈（心房細動・粗動，発作性上室性頻拍症）
- 副作用　房室伝導障害による徐脈性不整脈，心室性不整脈，消化器症状
- 禁忌　重篤な刺激伝導障害など

7）ジゴシン散0.1%，錠（0.125/0.25 mg）中外製薬

- 種類　ジギタリス系強心薬（ジゴキシン）
- 適応　心房細動・粗動，発作性上室性頻拍
- 副作用　房室伝導障害による徐脈性不整脈，心室性不整脈，消化器症状
- 禁忌　房室ブロック，洞房ブロック，閉塞性心筋疾患，ジギタリス中毒

参考文献

1) 日本循環器学会，他：循環器病の診断と治療に関するガイドライン（2010-2011年度合同研究班報告）小児期心疾患における薬物療法ガイドライン．pp.159-164, 2012

ここでアドバイス

不整脈の種類も抗不整脈薬の種類も多彩であり，他の不整脈を誘発する可能性もある．各薬剤の副作用の症状を認めた場合は，速やかに薬の変更を検討する必要がある．

40 肺高血圧症

最近の経口肺血管拡張薬による肺動脈性肺高血圧症(PAH)の治療では，エンドセリン受容体拮抗薬(ERA)，PDE5阻害薬(PDE5-I)，プロスタグランジン製剤の3系統の薬剤が基本である．PAHの治療は最近20年間で劇的な進歩がみられ，5年生存率は世界的にも90%近くに改善してきた．

先天性心疾患に伴う肺高血圧症は，PAHとは病態が異なるため，ここでは扱わない．

処方例

処方1　トラクリア錠(62.5 mg)　　　4～8 mg/kg/日(成分量として)　分2
体重40 kg以上は成人と同様．最初の4週間は半量で投与
（なお成人量　1回62.5 mg，1日2回から開始，最大1日250 mg）

処方2　ヴォリブリス錠(2.5 mg)
0.1～0.2 mg/kg/日(成分量として)　分1，体重40 kg以上は成人同様
（なお成人量　1回5 mg　1日1回から開始，最大1日10 mg）

処方3　レバチオ錠(20 mg)
1 mg/kg/日(成分量として)　分3，最大3 mg/kg/日　分3～4
（なお成人量　1回20 mg，1日3回，最大1回40～80 mg，1日3回）

処方4　アドシルカ錠(20 mg)
1 mg/kg/日(成分量として)　分1，最大40 mg
（なお成人量　1回40 mg，1日1回）

処方5　ドルナー錠(20 μg)　　1 μg/kg/日(成分量として)　分3から開始，
最大3～5 μg/kg/日　分3～4
（なお成人量　1日60 μg　分3から開始，最大1日180 μg　分3～4）

処方の解説

- エンドセリン$_A$(ET_A)受容体は血管収縮，細胞増殖・肥大性に作用し，エンドセリン$_B$(ET_B)受容体は血管平滑筋に弛緩性の作用を示す．トラクリアはET_AおよびET_B受容体拮抗薬で，ヴォリブリスはET_A受容体選択的拮抗薬である．
- PDE5阻害薬は，PDE5の活性を阻害し平滑筋弛緩作用をもつcGMPの分解を抑制することにより，肺動脈平滑筋が弛緩し，肺血管抵抗が低下する．
- ベラプロストは，血管内皮細胞表面のPGI_2受容体を介して平滑筋細胞内のcAMP濃度を上昇させ血管拡張作用を呈する．

- 小児のPAHにおいては，肺血管拡張薬の使用方法に定説はない．日本小児循環器学会のガイドラインによると，NYHA-IIではPDE5阻害薬とプロスタグランジン製剤から開始する．3～6ヶ月観察し，効果がなければET_AおよびET_B受容体拮抗薬かET_A受容体選択的拮抗薬の追加を行う．NYHA-IIかIIIで，急性肺血管反応性負荷試験が陰性であれば静注プロスタグランジン製剤の早期の併用を考慮する[1]．

薬剤の解説

1) トラクリア錠（62.5 mg） アクテリオンファーマシューティカルズジャパン
- 種類　ET_AおよびET_B受容体拮抗薬（ボセンタン水和物）
- 適応　肺動脈性肺高血圧症
- 副作用　重篤な肝障害，汎血球減少，うっ血性心不全など
- 禁忌　中等度以上の肝障害．シクロスポリン，タクロリムス，グリベンクラミドの併用

2) ヴォリブリス錠（2.5 mg） gsk
- 種類　ET_A受容体選択的拮抗薬（アンブリセンタン）
- 適応　肺動脈性肺高血圧症
- 副作用　貧血，体液貯留，心不全，間質性肺炎，過敏性反応など
- 禁忌　重度の肝障害，妊婦

3) レバチオ錠（20 mg） ファイザー
- 種類　PDE5阻害薬（シルデナフィルクエン酸塩）
- 適応　肺動脈性肺高血圧症
- 副作用　頭痛，めまい，紅潮
- 禁忌　重度の肝障害，硝酸薬およびNO供与薬との併用，アミオダロン（経口薬）との併用（QT延長作用）

4) アドシルカ錠（20 mg） 日本イーライリリー－日本新薬
- 種類　PDE5阻害薬（タダラフィル）
- 適応　肺動脈性肺高血圧症
- 副作用　過敏症，紅潮，筋痛，頭痛，浮動性めまいなど
- 禁忌　重度の肝・腎障害．硝酸薬およびNO供与薬との併用など

5) ドルナー錠（20 μg） 東レ－アステラス
- 種類　プロスタグランジン製剤（ベラプロストナトリウム）
- 適応　肺動脈性肺高血圧症（慢性動脈閉塞症に伴う潰瘍，疼痛および冷感の改善）

副作用 出血,気管支攣縮,血圧低下,血小板減少,失神

禁忌 出血リスクが高い.肺静脈閉塞性疾患を有する肺高血圧症,肺高血圧症に関連しない心機能障害を伴う心疾患など

参考文献

1) 佐地勉,他:小児期肺動脈性高血圧の正しく的確な治療戦略.日本小児循環器学会雑誌 31(4),157-183,2015

ここでアドバイス

肝機能障害をはじめとして,各薬剤の副作用の症状を認めた場合は,薬の変更などを検討する必要がある.定期的な血液検査を含め,副作用のモニタリングを確実に行う必要がある.

41 起立性調節障害

　起立性調節障害(OD)は,起立時の循環調節障害に基づく身体症状と自律神経症状が中心の疾患で思春期に起こりやすい.表1に示したサブタイプに分類される.患児は体調不良に対する不安が強く,家族や周囲は精神的な問題と捉えがちである.「ODは身体疾患である」ことの疾病教育,非薬物療法(水分や塩分摂取,生活リズム改善の工夫など)を十分行い,中等症以上では薬物療法を併用する.

表1　ODの分類

ODのサブタイプ		主な症状
起立直後性低血圧 (INOH:instantaneous orthostatic hypotension)	起立直後に血圧低下および回復時間≧25秒,または≧20秒かつ平均血圧低下≧60%	立ちくらみ,めまい,全身倦怠感など
体位性頻脈症候群 (POTS:postural tachycardia syndrome)	起立中に血圧低下を伴わず,著しい心拍増加を認める(起立3分以後心拍数≧115/分または心拍数増加≧35/分)	頭痛,倦怠感など
血管迷走神経性失神 (VVS:vasovagal syncope)	起立中突然収縮期と拡張期の血圧低下ならびに起立失調症状が出現	意識低下や失神発作など
遷延性起立性低血圧 (delayed OH:delayed orthostatic hypotension)	起立3～10分経過して収縮期血圧が臥位時の15%以上または20 mmHg以上低下	

処方例

INOH, POTS, これらを基礎とするVVSに

処方1　**メトリジン錠(2 mg)**　　　　　　　2錠/日　分2　起床時,夕食後
処方1(2週間)で起立試験に改善が得られない場合
処方2　**メトリジン錠(2 mg)**　　　　　　　3錠/日　分2　起床時2錠,夕食後1錠
※ただし処方1,2とも下記を満たす
・午後からも症状が続く場合:分2　起床時,昼食後
・早朝の症状が強い場合:分2　起床時,眠前(不眠を起こせば中止)
・1日量の目安:7～9歳　1～2錠,10～12歳　2錠,13歳以上　2～3錠

上記で起立試験に改善が得られない場合

INOH
処方3	**リズミック錠(10 mg)**
	1錠/日　分2 起床時, 夕食後　または　1錠/日　分1　起床時
	1日量の目安:7〜9歳　0.5錠, 10〜12歳　0.5〜1錠, 13歳以上
	1〜2錠

POTS
処方4	**インデラル錠(10 mg)**　　1錠/日　分1　起床時　を処方1に併用
	1日量の目安:7〜12歳　1錠, 13歳以上　1〜2錠

生活リズム調整に(睡眠障害による入眠困難)

処方5	**ロゼレム錠(8 mg)**　　0.5〜1錠/日　分1　就寝前　中学生以上に

処方の解説

- メトリジンは選択的 α_1 受容体刺激による末梢血管収縮作用をもつ．頻脈を伴う OD が多いので心拍増加をきたしにくいメトリジンから開始する．
  長期使用による効果減弱がみられる場合は, 1週間以上の休薬により効果が回復することや土日の休薬で効果が持続することがある．
- リズミックは起立時頻脈(≧115/分)をきたし症状を悪化させる場合がある.
- 4週間の治療によって症状がまったく改善しない場合, 初診時からすでに1ヶ月以上の不登校が生じている場合は専門医紹介を考慮する.

薬剤の解説

1)メトリジン錠(2 mg), D錠(2 mg) 大正製薬-大正富山医薬品

- **種類**　ミドドリン塩酸塩(α受容体刺激薬)
- **適応**　起立性低血圧
- **副作用**　悪心, 腹痛, 頭痛, 心室性期外収縮など
- **禁忌**　甲状腺機能亢進症, 褐色細胞腫

2)リズミック錠(10 mg) 大日本住友製薬

- **種類**　アメジニウムメチル硫酸塩(ノルアドレナリン再取り込み阻害薬)
- **適応**　起立性低血圧
- **副作用**　動悸, 不整脈, 高血圧症状, 頭痛・悪心, 肝障害など
- **禁忌**　高血圧症, 甲状腺機能亢進症, 褐色細胞腫

3) インデラル錠(10 mg) アストラゼネカ

- 種類 プロプラノロール塩酸塩(β遮断薬)
- 適応 発作性頻拍の予防，本態性高血圧症，狭心症，片頭痛発作の発症抑制
- 副作用 うっ血性心不全，徐脈，気管支けいれんなど
- 禁忌 気管支喘息，糖尿病性ケトアシドーシス，高度徐脈，低血圧症
- 併用禁忌 リザトリプタン安息香酸塩(マクサルト)の作用増強

4) ロゼレム錠(8 mg) 武田薬品工業

- 種類 ラメルテオン(メラトニン受容体作動薬)
- 適応 不眠症における入眠困難の改善
- 副作用 アナフィラキシー，めまい，頭痛，便秘，悪心，プロラクチン上昇など
- 禁忌 高度な肝障害患者
- 併用禁忌 フルボキサミンマレイン酸塩(ルボックスなど)：本剤の作用増強
- 注意 2週間を目途に有効性評価

参考文献

1) 起立性調節障害ワーキンググループ：小児起立性調節障害診断・治療ガイドライン．日本小児心身医学会(編)：小児心身医学会ガイドライン集 日常診療に活かす5つのガイドライン 改訂第2版．pp25-85，南江堂，2015

ここでアドバイス

メトリジンの血圧上昇作用は比較的緩徐であることから短期間で怠薬してしまうケースも多い．患者と保護者に効果と副作用を十分に説明したうえで，効果を実感するのに数週間かかるためすぐにやめないように指導する．また中学生以上では服薬の自己管理を勧め，これにより保護者の過干渉を防ぎ自主性が促される効果が期待できる．

42 感染性心内膜炎

　感染性心内膜炎(IE)は全身性敗血症性疾患で，心不全や血管塞栓，脳出血や脳動脈瘤などの重症な合併症をきたすこともあり，先天性心疾患(CHD)を有する児においては罹病率，致死率ともに高い．IE の治療は入院による抗菌薬の長期間静脈内投与である．本項では外来診療で遭遇する IE 予防の抗菌薬処方について示す．

予防が必要または望ましい場合

　CHD 患児における，口腔内観血的処置や治療(抜歯，歯周処置，根管や矯正治療，扁桃摘出術など)，重症アトピー性皮膚炎合併例の二次感染や皮膚科処置時，ピアシングやタトゥー，婦人科処置や経腟分娩を含む出産時，消化器や泌尿生殖器疾患の一部検査や手術など．

主な起因菌

- 口腔内：*S. viridans* などのレンサ球菌
- 皮膚：黄色・表皮ブドウ球菌，MRSA，レンサ球菌など
- 消化器，泌尿生殖器，婦人科：*E. faecalis* などの腸球菌

リスク分類

- 高度リスク：複雑性チアノーゼ性 CHD(単心室，大血管転位，ファロー四徴症など)，人工弁や人工血管使用術後，IE の既往，大動脈二尖弁など．
- 中等度リスク：単独の心房中隔欠損症を除くほとんどの先天性心疾患，後天性弁膜症(リウマチ性など)，閉塞性肥大型心筋症，逆流を伴う僧帽弁逸脱など(心室中隔欠損症または動脈管開存症術後 6 ヶ月以上経過し続発症を認めないものは除く)．

処方例

処方 1　**サワシリン細粒 10%または錠(250 mg)，カプセル(125/250 mg)**
　　　　50 mg/kg(成分量として)(上限 2,000 mg)　処置 1 時間前に 1 回内服

ペニシリンアレルギーがある場合

処方2　**ダラシンカプセル(75/150 mg)**
　　　　20 mg/kg(成分量として)(上限 600 mg)　処置1時間前に1回内服

処方3　**クラリスドライシロップ 10%小児用，錠(50 mg 小児用/200 mg)または
　　　　ジスロマック細粒小児用 10%，錠(250 mg)，カプセル小児用
　　　　(100 mg)**
　　　　15 mg/kg(成分量として)(上限 500 mg)　処置1時間前に1回内服

経口投与ができない場合

処方4　**ビクシリン注射用(1 g)**
　　　　50 mg/kg(上限 2 g)　処置前 30 分以内に静注

ペニシリンアレルギーがあり，かつ経口投与ができない場合

処方5　**セファメジンα点滴用キット(1 g)**
　　　　50 mg/kg(上限 1 g)　処置前 30 分以内に静注

薬剤の解説

1) サワシリン細粒 10%，錠(250 mg)，カプセル(125/250 mg)
アステラス製薬

- **種類**　アモキシシリン水和物　ペニシリン系抗菌薬
- **禁忌**　伝染性単核症
- **併用注意**　ワーファリンの作用増強

2) ダラシンカプセル(75/150 mg)　ファイザー

- **種類**　クリンダマイシン塩酸塩　リンコマイシン系抗菌薬
- **禁忌**　リンコマイシン系過敏症
- **副作用**　偽膜性大腸炎など

3) クラリスドライシロップ 10%小児用，錠(50 mg 小児用/200 mg)
大正製薬 - 大正富山

- **種類**　クラリスロマイシン　マクロライド系抗菌薬
- **禁忌**　肝または腎障害者でコルヒチン投与中
　　　　タダラフィル(アドシルカ)，エルゴタミン(ジヒデルゴット)投与中(作用増強)など
- **併用注意**　ジゴキシンの血中濃度上昇
- **副作用**　QT 延長，心室頻拍など

4) ジスロマック細粒小児用 10%，錠(250 mg)，カプセル小児用(100 mg)　ファイザー

- **種類**　アジスロマイシン水和物　マクロライド系抗菌薬
- **併用注意**　ワーファリン，ジゴキシンの作用増強

| 副作用 | QT 延長，心室頻拍など |

5) ビクシリン注射用（0.25/0.5/1/2 g）Meiji Seika ファルマ

| 種類 | アンピシリンナトリウム　ペニシリン系抗菌薬 |
| 禁忌 | 伝染性単核症 |

6) セファメジンα点滴用キット（1/2 g）アステラス製薬

| 種類 | セファゾリンナトリウム水和物　セフェム系抗菌薬 |
| 併用注意 | ワーファリンの作用増強，利尿薬（フロセミド）で腎障害増強 |

参考文献

1) 中澤誠ほか：小児心疾患と成人先天性心疾患における感染性心内膜炎の管理，治療と予防ガイドライン【ダイジェスト版】．日本小児循環器学会雑誌(28)，6-39，2012
2) 日本循環器学会，他：感染性心内膜炎の予防と治療に関するガイドライン（2008年改訂版）http://www.j-circ.or.jp/guideline/pdf/JCS2008_miyatake_d.pdf（2017.7.1 アクセス）

ここでアドバイス

薬量が通常量より多く内服しにくいため，確実に内服させるため数回に分ける，服薬ゼリーを使用する，などの工夫が必要である．小児期は保護者が予防の重要性を理解しているが，思春期から成人期ではCHD患者本人の理解が不十分であることも多い．日常生活での注意（CHDの病態の理解，口腔内清掃・歯肉炎の予防と定期歯科受診，スキンケアなど），予防内服を含めたIE予防の重要性を繰り返し説明，指導する必要がある．

7 内分泌・代謝疾患

43 糖尿病
44 成長ホルモン分泌不全性低身長症
45 甲状腺機能低下症・亢進症
46 脂質異常症
47 Wilson病
48 くる病

43 糖尿病

糖尿病(DM)には，膵β細胞破壊によるインスリンの絶対的な不足に伴う1型糖尿病と，インスリン分泌低下や抵抗性をきたす遺伝因子に過食や運動不足などの環境因子が加わって発症する2型糖尿病，単一遺伝子異常糖尿病，妊娠糖尿病がある．この項では，1型および2型糖尿病の日常診療での治療について記載する．詳細は2014年の国際小児・思春期糖尿病学会のコンセンサスガイドラインなどを参照していただきたい．

I 1型糖尿病

1型糖尿病はインスリン治療が中心となる．下記に示すようなインスリン頻回注射法のほか，持続皮下インスリン注射療法があるが，リアルタイムの皮下ブドウ糖濃度測定(real time CGM)と一体化した機能をもつポンプ(SAP)が近年保険収載された．

食事は，同性，同年齢の小児と同様の内容とする．過食への注意は必要だが，2型のような食事制限は不要である．カーボカウント法を用いて追加インスリンの必要量を調整することが勧められている．運動に特に制限はない．患児の内因性インスリンの残存量や思春期における性ホルモンの分泌量など様々な要素の影響を受けるので，インスリン投与量は大きく異なる．一般的には1日投与量は体重1kg当たり1単位程度となることが多い．そのうちの4〜5割程度を持続効果型とすると血糖コントロールが安定する．

II 2型糖尿病

2型糖尿病は小児において世界的に増加しており，近年ではDOHaD仮説(将来の健康や特定の病気へのかかりやすさは，胎生期や生後早期の環境の影響を強く受けて決定されるという概念)との関連も示唆されている．8割は肥満を伴っており，治療は食事・運動療法が中心となる．改善しない症例に対して，HbA1c 6.5%を目標として薬物療法が行われる．国内でインスリン以外に小児で承認されているものは，下記の2剤のみであり，それ以外の薬物治療については適応外使用となる．従来のαグルコシダーゼ阻害薬，チアゾリジン薬のほか，近年ではDPP-4阻害薬，GLP-1受容体作動薬，SGLT-2阻害薬と種類も増えてきており，今後小児での有効性の評価が行われることが期待される．

処方例

I　1型糖尿病
インスリン治療（超速効型）

処方1	ノボラピッド注フレックスタッチ
処方2	ヒューマログ注ミリオペン
処方3	アピドラ注ソロスター

インスリン治療（持続効果型）

処方4	レベミル注フレックスペン	（作用持続時間 12〜24 時間）
処方5	インスリングラルギン BS 注ミリオペン	（同 24 時間）
処方6	トレシーバ注フレックスタッチ	（同 42 時間）

II　2型糖尿病
ビグアナイド系経口血糖降下薬

処方1	メトグルコ錠（250/500 mg） 500 mg/日（開始量），500〜1,500 mg/日（維持量）　分 2〜3（10 歳以上，朝夕食前もしくは食後，最大量は 1 日 2,000 mg）

スルホニルウレア系経口血糖降下薬

処方2	アマリール錠（0.5/1/3 mg），OD 錠（0.5/1/3 mg） 0.5〜1.0 mg　分 1（9 歳以上，朝あるいは夕食後，低血糖に注意し少量から開始，最大量は 1 日 3.0 mg）

処方の解説

- インスリン治療では皮下注射したインスリンがレセプターに結合し，筋・脂肪組織における糖の取り込み促進，肝における糖新生の抑制，肝・筋におけるグリコーゲン合成の促進などをきたし血糖値の低下をもたらす．
- インスリンの効果発現速度により，超速効型から持続効果型まで分類されており，代表的な頻回注射法では，例として各食直前または直後に超速効型 3〜4 回，持続効果型を 1（〜2）回投与する．
- ビグアナイド系経口血糖降下薬は肝における糖新生を抑制すること，筋・脂肪組織でのインスリン感受性改善効果により血糖を低下させる．スルホニルウレア系経口血糖降下薬は膵 β 細胞を刺激することによる内因性インスリン分泌促進作用による．

薬剤の解説

Ⅰ 1型糖尿病

1) ノボラピッド注フレックスタッチ(インスリンアスパルト)
ノボノルディスクファーマ

ヒューマログ注ミリオペン(インスリンリスプロ) 日本イーライリリー

アピドラ注ソロスター(インスリングルリジン) サノフィ

- 種類 超速効型インスリンアナログ製剤
- 副作用 低血糖をきたす可能性があるため,投与方法や投与量など患者教育が必要不可欠である.

2) レベミル注フレックスペン(インスリンデテミル) ノボノルディスクファーマ

インスリングラルギンBS注ミリオペン(インスリングラルギン:ランタスバイオ後続品) 日本イーライリリー

トレシーバ注フレックスタッチ(インスリンデグルデク)
ノボノルディスクファーマ

- 種類 持続効果型インスリンアナログ製剤
- 副作用 超速効型と同様

Ⅱ 2型糖尿病

1) メトグルコ錠(250/500 mg)(メトホルミン) 大日本住友製薬

- 種類 ビグアナイド系経口血糖降下薬
- 副作用 乳酸アシドーシスをきたす可能性があるため,脱水や腎機能または肝機能低下を伴う場合には使用禁忌である.稀に低血糖がみられる.

2) アマリール錠(0.5/1/3 mg)(グリメピリド) サノフィ

- 種類 スルホニルウレア系経口血糖降下薬
- 副作用 低血糖のほか,汎血球減少をきたす場合がある.

ここでアドバイス

1型糖尿病の治療については，インスリン治療だけでなく，思春期の心の問題や家庭生活への指導，学校との調整など非常に多岐にわたる．長期間の治療およびサポートが必要となるため，原則は専門医に委ねるのが望ましい．インスリン治療中は食事が遅れたりいつもより運動量が多かったりするときに低血糖をきたすことがある．発汗，動悸，顔面蒼白などの交感神経刺激症状のほか，空腹感，眠気，意識レベル低下，けいれんなどの中枢神経症状を呈する．低血糖を認めた際にはブドウ糖を用いて補食する．低血糖を繰り返していると，前駆症状なくけいれんするなど，重篤な症状をきたすため注意を要する(無自覚低血糖)．

糖尿病患者が胃腸炎などに罹患し，食事ができないときを sick day と呼ぶ．インスリン治療中の患者はインスリン投与を中止してはならない．経口摂取が困難であれば，必ず医療機関を受診するように指導する．

2型糖尿病の治療では食事・運動療法が中心となる．生活習慣の指導などによる一次予防が重要である．清涼飲料水の多飲により急激に症状が増悪する場合があるため，注意を要する．コントロール不良の2型糖尿病にはインスリン製剤を投与し，血糖コントロールの改善を図ることがある．また1型糖尿病で肥満傾向があり，インスリン抵抗性を有する場合にビグアナイド系経口血糖降下薬を併用することがある．いずれの場合も専門医の紹介を検討する．

44 成長ホルモン分泌不全性低身長症

低身長とは同性同年齢に比して身長が –2.0 SD 以下と定義される．成長ホルモン分泌不全性低身長症(GHD)の 90％以上は特発性である．他に 5～10％は頭蓋咽頭腫などの頭蓋内器質性病変によるものであり，ごく稀に遺伝子異常によるものがある．

特発性 GHD のなかには，骨盤位分娩や出生時の仮死など周産期の異常が関連している可能性が示唆される症例もある．GHD より頻度の高い SGA(small for gestational age)性低身長症を鑑別するために，在胎週数(日数まで)，出生時の身長と体重の評価も問診時に確認すべきである．

症状は成長率の低下のみであることが多いが，重症例では乳児期から低血糖によるけいれんなどを伴う場合がある．器質性疾患による GHD では他の下垂体ホルモンの分泌不全による症状を伴うこともある．

低身長もしくは年間成長率の低下が著しい症例を診察する際には，成長曲線を作成するほかに，性発達の評価(Tanner stage)，四肢のバランス，Turner 徴候の有無，全身の浮腫や甲状腺腫大の有無について評価する．

厚生労働省の「間脳下垂体機能障害に関する調査」研究班による『成長ホルモン分泌不全性低身長症の診断の手引き(平成 24 年度改定)』[1]に従い，成長ホルモン分泌刺激試験を行い診断する．また，重症 GHD においては，GHD の治療後に，成人成長ホルモン分泌不全症(adult GHD)をきたす可能性があるため，必要に応じて再評価を行う場合がある．

治療はソマトロピン(遺伝子組換え)0.175 mg/kg/週を投与量とし，それを週に 6～7 回に分割し，在宅で眠前に皮下に自己注射する．成長ホルモンは現在 6 社から発売されているが，成分はすべて共通であり治療効果には差がない．しかし，溶解が不要なディスポーザブル製剤，日々の設定が不要な電動注入器など，各社特徴があるため，症例に応じて選択する．同一の製剤でも内容量が異なるものがあるが，一般的な GHD の治療に使用しやすい内容量のものを記載する．

44 成長ホルモン分泌不全性低身長症

処方例　推奨される処方

処方1　ノルディトロピンフレックスプロ注（10 mg）
ノボノルディスクファーマ
溶解操作不要/ディスポーザブル

処方2　ジェノトロピンゴークイック注用（12 mg）　ファイザー
溶解操作必要/1目盛が唯一0.15 mgのため注意を要する/ディスポーザブル

処方3　ヒューマトロープ注射用（12 mg）　日本イーライリリー
溶解操作必要/専用注入器　ヒューマトローペン12 mgを使用

処方4　グロウジェクトBC注（8 mg）　JCRファーマ
溶解操作必要/電動専用注入器　グロウジェクター2を使用

処方5　ソマトロピンBS皮下注（10 mg）「サンド」シュアパル　サンド
溶解操作不要/専用注入器　シュアパル10 mgを使用
後発品〔バイオシミラー（BS）〕であり，薬価が安価

処方6　サイゼン皮下注射液（12 mg）　メルクセローノ
溶解操作不要/電動専用注入器　イージーポッドを使用/専用注射針セロファインを使用

※いずれも1週間に0.175 mg/kgを6～7回分割皮下注

サイゼン以外はペン型注入用ディスポーザブル注射針（ナノパスニードルⅡナノパス34G，マイクロファインプラス32G，ペンニードルプラス32G 4 mm）を使用する．

処方の解説

- 分泌不全が証明されている患者に対して生理的な量を補充するため，いずれの症例においても治療効果は認められる．
- より重症な症例のほうが身長伸び率の改善は著しい．

薬剤の解説
いずれの薬剤も成分は同一であるため，まとめて記す．

- **種類**　ヒト成長ホルモン（遺伝子組換え）製剤（ソマトロピン）
- **禁忌**　糖尿病（成長ホルモンが抗インスリン様作用を有するため），悪性腫瘍のある患者（成長ホルモンが細胞増殖作用を有するため）

参考文献
1) 間脳下垂体機能障害に関する調査研究班：成長ホルモン分泌不全性低身長症の診断の手引き（平成24年度改訂）
http://square.umin.ac.jp/kasuitai/doctor/guidance/ghd_lowheight.pdf（2017.8.1アクセス）

ここでアドバイス

身長が -2.5 SD 以下で他の条件を満たせば，小児慢性特定疾患の対象となる．GHD でも -2.0～-2.5 SD の場合は保険適応の治療となるため，一部地域では医療費の負担への配慮を要する．SGA 性低身長症，Turner 症候群や脳腫瘍など，種々の疾患を鑑別した後に治療を開始する．

45 甲状腺機能低下症・亢進症

I 甲状腺機能低下症

甲状腺機能低下症(hypothyroidism)には，主に原発性を中心とした先天性甲状腺機能低下症，頭蓋内器質性病変などによる後天性甲状腺機能低下症，そして橋本病や萎縮性甲状腺炎などの甲状腺炎によるものがある．この項では先天性甲状腺機能低下症について記載する．

新生児マス・スクリーニング検査陽性例では，『先天性甲状腺機能低下症マス・スクリーニングガイドライン(2014年改訂版)』[1]を参考にして，迅速に対応する必要がある．

症状はクレチン様顔貌(巨舌，鞍鼻など)，骨格症状(大泉門閉鎖遅延，成長障害など)，精神発達遅滞，徐脈，浮腫などが挙げられる．

II 甲状腺機能亢進症

小児期の甲状腺機能亢進症(甲状腺中毒症)のほとんどはバセドウ病である．症状は，甲状腺腫，多汗，易疲労感，落ち着きのなさ，学業成績の低下，体重減少，発熱，手指振戦，過成長などである．眼球突出や頻脈の頻度は成人に比して高くない．

診療には『小児期発症バセドウ病診療のガイドライン2016』[2]を参照するとよい．治療には薬物療法，外科療法，アイソトープ療法(^{131}I 内用療法)があるが，小児の治療には抗甲状腺薬を用いた薬物療法が第一選択である．なお，小児では重篤な肝機能障害の報告があるため，チウラジール，プロパジールは原則として用いない．副作用の観点から，メルカゾールも以前と比して少量投与が推奨されている．

処方例

I 甲状腺機能低下症

処方1　チラーヂンS錠(12.5/25/50/75/100μg)，散0.01%
　　　　中等症以下 3〜5μg/kg，重症 10μg/kg，最重症 15μg/kg
　　　　　　　　　　　　　　　　　　　(成分量として)　分1
　　　　(TSHを正常範囲内，FT4を正常上限に保つように調整する)

II 甲状腺機能亢進症

> **処方2** **メルカゾール錠(5 mg)** 0.2〜0.5 mg/kg 分1〜2(体重換算で成人量を超える場合は,原則として15 mg/日を上限とし,重症例では30 mg/日を最大量とする)

処方の解説

- 先天性甲状腺機能低下症は甲状腺形成異常および甲状腺ホルモン合成障害からなる.欠乏している甲状腺ホルモンを補充することにより甲状腺機能を正常に保つ.過量投与では多動傾向をきたすこともあるため,当初は1〜2週間ごとに投与量の調整が必要となる.
- 補充療法では後に甲状腺機能が正常化する病態もあるため,漫然と補充療法を継続することは望ましくない.
- 中枢神経の髄鞘化に甲状腺ホルモンが必須と考えられている.そのため3歳以降に,継続的な治療が必要か否かの再評価をすることが勧められている.
- 抗甲状腺薬は甲状腺のペルオキシダーゼを阻害することで,甲状腺ホルモン産生を抑制する.

薬剤の解説

1) チラーヂンS錠(12.5/25/50/75/100 μg), 散 0.01%
あすか製薬 – 武田薬品工業

種類 甲状腺ホルモン薬

副作用 使用成績期調査などの副作用発現頻度が明確となるような調査は未実施のため頻度不明だが,狭心症,肝機能異常,副腎不全,晩期循環不全の記載がある.一般臨床においては,基礎疾患がなく全身状態良好であれば,大きな副作用はないと考えてよい.

2) メルカゾール錠(5 mg) あすか製薬 – 武田薬品工業

種類 抗甲状腺薬

副作用 重篤な副作用として,無顆粒球症,重篤な肝障害,ANCA関連血管炎が挙げられる.発疹などの軽微な副作用のみであれば,抗ヒスタミン薬などを併用して治療を継続する.妊娠第一3半期では胎児奇形との関連が指摘されており,他の治療に変更する.

参考文献

1) 日本小児内分泌学会マス・スクリーニング委員会・日本マス・スクリーニング学会:先天性甲状腺機能低下症マス・スクリーニングガイドライン(2014年改訂版)
   http://jspe.umin.jp/medical/files/CH_gui.pdf(2017.8.1 アクセス)
2) 日本小児内分泌学会薬事委員会・日本甲状腺学会小児甲状腺疾患診療委員会:小児期発症バセドウ病診療のガイドライン2016
   http://jspe.umin.jp/medical/files/gravesdisease_guideline2016.pdf(2017.8.1 アクセス)

ここでアドバイス

甲状腺機能低下症:新生児マス・スクリーニング検査陽性例では,ガイドラインに沿って迅速に対応する.特に重症例では遅滞なく補充療法を開始すべきである.投与量を増量せずに経過している症例では,漫然と治療を継続せずに,3歳以降積極的に再評価を行うべきである.

甲状腺機能亢進症:まず疑って甲状腺機能を評価することに尽きる.落ち着きのなさから発達外来を紹介される場合,また学校の生活習慣病検診で低コレステロール血症を指摘されて判明する場合もある.治療はメルカゾールの少量投与が原則である.甲状腺クリーゼや副作用に関すること,また少なくとも2年以上と治療が長期に及ぶ可能性があることについても説明が必要である.

46 脂質異常症

　血中の脂質は蛋白質（アポリポ蛋白）と複合体を形成してリポ蛋白として存在している．リポ蛋白の合成や分解，処理などの異常から高脂血症または低脂血症が生じる疾患を脂質異常症という．原発性（遺伝性）と二次性（続発性，肥満症や糖尿病が多い）に大別され，小児期に重要な原発性高脂血症には，家族性高コレステロール血症（FH），家族性複合型高脂血症，家族性リポ蛋白リパーゼ欠損症などがある．二次性では原疾患の治療が優先される．

処方例

錠剤が内服できない児

処方1 メバロチン細粒1%
1日 3歳 3 mg，12歳 7 mg，成人 10 mg（成分量として）　分1〜2

錠剤が内服できる児，メバロチンで効果が乏しい場合

処方2 リバロ錠（1 mg），OD錠（1 mg）　　　　　　　　　　　　　1錠　分1
LDL-コレステロール値の低下が不十分な場合には2錠分1まで増量可
または
リピトール錠（5/10 mg）
1日1回 5 mgで開始，成人1錠（10 mg）　分1
成人では高コレステロール血症の場合 20 mg，FHの場合 40 mgが上限

上記のスタチン製剤のみで LDL-C 低下が得られないときにいずれかを併用

処方3 コレバインミニ 83%（1.81 g/包），錠（500 mg）
2包または6錠　分2　朝夕食前（成人）

処方4 ゼチーア錠（10 mg）
1錠　分1　体重 30 kg以下の小児では隔日投与から開始する

処方の解説

- 薬物療法は原則として FH 症例に限定して，8〜10歳以降の開始が望ましい．
- 2016年8月現在，国内で FH に保険適応がある薬剤はリバロのみ（10歳以上）である．肥満や高血圧の家族歴があり，LDL コレステロール（LDL-C）が常に 190 mg/dL 以上の場合は8歳からの薬物療法開始が勧められるが，LDL-C が 500 mg/dL を超える例

- では8歳以前からの治療開始も推奨されている．
- スタチンは陰イオン交換樹脂(コレバイン)や小腸コレステロールトランスポーター阻害薬(ゼチーア)に勝る効果がある．メバロチンのみ細粒がある．水溶性スタチン(メバロチンなど)の方が脂溶性スタチン(リピトールなど)に比べ安全性は高いが，LDL-C低下作用は脂溶性スタチンに劣る．
- 海外では8〜10歳の小児FH治療にリポバス(脂溶性)，クレストール(親水性)，リピトール(脂溶性)などのスタチンが認可されている．副作用に注意しながらメバロチンを倍量にしても効果が不十分であれば脂溶性スタチンへ変更し，成人量の半量から開始する．
- スタチンはコレステロール合成を抑制するが，コレステロールの吸収は高めるので，スタチンとコレバイン，またはスタチンとゼチーアを併用することで効果が期待できる．ゼチーアは米粒大の錠剤で小児でも飲みやすい．

薬剤の解説

1) メバロチン細粒1% 第一三共
- 種類 水溶性スタチン(HMG-CoA還元酵素阻害薬)
- 適応 高脂血症，家族性高コレステロール血症
- 注意 1日1回の場合は通常夕食後
- 副作用 発疹，横紋筋融解症，催奇形性，肝障害，ミオパチー

2) リバロ錠，OD錠(1/2 mg) 興和-興和創薬
- 種類 脂溶性スタチン(HMG-CoA還元酵素阻害薬)
- 適応 高コレステロール血症，家族性高コレステロール血症
- 副作用 肝機能障害，横紋筋融解症

3) リピトール錠(5/10 mg) アステラス製薬-ファイザー
- 種類 脂溶性スタチン(HMG-CoA還元酵素阻害薬)
- 適応 高コレステロール血症，家族性高コレステロール血症
- 副作用 肝機能障害，横紋筋融解症，高血糖，無顆粒球症，皮膚粘膜眼症候群など

4) コレバインミニ83%(1.81 g/包)，錠(500 mg) 田辺三菱製薬
- 種類 レジン(陰イオン交換樹脂)
- 適応 高コレステロール血症，家族性高コレステロール血症
- 注意 200 mLの水で服用(温水では膨らみ，服用できない)

- **副作用** 消化器症状（腹痛, 便秘）, 腸管穿孔, 腸閉塞, 横紋筋融解症

3）ゼチーア錠（10 mg） MSD-バイエル

- **種類** 小腸コレステロールトランスポーター阻害薬
- **適応** 高コレステロール血症, 家族性高コレステロール血症, ホモ接合体性シトステロール血症
- **注意** スタチンとの併用では肝障害に注意する.
- **副作用** 消化器症状（腹痛, 便秘）, 肝機能障害, 横紋筋融解症

> **ここでアドバイス**
>
> 小児の脂質異常症において薬物療法は限られた症例にのみ適応となり, 薬物開始後は横紋筋融解症などの副作用だけでなく, 成長や二次性徴発来にも留意する必要があるため, 専門医の指導下で行うことが望ましい. 一方で患児に自覚症状がないことが多く, コンプライアンス不良となりやすいことにも注意する.

47 Wilson病

Wilson病は銅輸送ATPase(ATP7B)の遺伝子異常症で，常染色体劣性遺伝疾患である．銅が肝臓，大脳基底部，角膜，腎臓などに蓄積して障害をきたす．わが国の発症頻度は出生35,000～45,000人に1人とされ，男女差はない．発症のピークは10～11歳である．D-ペニシラミン(メタルカプターゼ)，塩酸トリエンチン(メタライト)といった銅キレート薬ならびに亜鉛製剤による治療法が確立されており，早期から適切な治療が行われれば発症の予防や十分な社会生活が可能である．

処方例

発症前～肝障害のみの症例

処方1 ノベルジン錠(25/50 mg)
6歳以上 75 mg/日　分3，1～6歳未満 50 mg/日　分2，食前1時間以上　または　食後2時間以上あけて投与

非代償性肝硬変などの重症例は処方1に加えて以下のいずれかを併用

処方2 メタライト250カプセル(250 mg)
1日3歳 250～750 mg, 7.5歳 500～1,250 mg, 12歳 500～1,500 mg, または 40～50 mg/kg, 食間空腹時に2～4回分服

処方3 メタルカプターゼカプセル(50/100/200 mg)
1日 20 mg/kg, 食間空腹時に2～4回分服(最大1gまで)

軽～中等度の神経症状を伴う症例

処方4 メタライト250カプセル(250 mg)
1日3歳 250～750 mg, 7.5歳 500～1,250 mg, 12歳 500～1,500 mg, または 40～50 mg/kg, 食間空腹時に2～4回分服

重度の神経症状を伴う症例は以下を併用

処方5 ノベルジン錠(25/50 mg)
6歳以上 75 mg/日　分3，1～6歳未満 50 mg/日　分2，食前1時間以上　または　食後2時間以上あけて投与
メタライト250カプセル(250 mg)
1日3歳 250～750 mg, 7.5歳 500～1,250 mg, 12歳 500～1,500 mg, または 40～50 mg/kg, 食間空腹時に2～4回分服

処方の解説

● 初期治療は体内に蓄積している銅を排泄させるのが目的で，通常

数ヶ月かかる．肝機能障害にはノベルジン中心の治療，神経症状を有する症例にはメタライトを最初に選択する．
- 重症例に対してはノベルジンと銅キレート薬の併用が勧められている【→処方5】．
- メタルカプターゼは1/2量から開始し，数週間で維持量まで増量する．メタルカプターゼ開始後20～25%程度に副作用が出現するとされ，初期には発熱，発疹や検査値異常〔白血球数，肝機能，腎機能(蛋白尿など)〕，その後にネフローゼ症候群，膠原病，Goodpasture症候群などが出現することがある．重篤な副作用出現時は副作用の少ないメタライトなどに変更する．
- 維持療法はノベルジンのみでも可能な場合がある．ノベルジンは，腸管からの銅吸収を阻害することで薬効を発揮する．
- 銅キレート薬と亜鉛薬を併用する場合は，銅キレート薬と亜鉛が消化管内で結合するのを防ぐため，服用時間を最低でも1時間以上ずらす必要がある．
- 神経型Wilson病患者ではD-ペニシラミンで治療を開始すると約50%，トリエンチンでは約25%に神経症状の一時悪化がみられる．肝臓などに蓄積されている銅がキレート薬と結合して血液中に流出し，脳に移行するためと考えられている．
- 神経症状の悪化がみられた場合は，ノベルジンに変更するのが望ましい．

薬剤の解説

1) ノベルジン錠(25/50 mg) ノーベルファーマ
- **種類** 金属解毒薬
- **適応** Wilson病(肝レンズ核変性症)
- **副作用** 胃部不快感，血中アミラーゼ・リパーゼ・ALP上昇

2) メタライト250カプセル(250 mg) ツムラ
- **種類** 金属解毒薬
- **適応** Wilson病(ペニシラミン不耐性である場合)
- **注意** 催奇形性
- **副作用** 鉄欠乏性貧血，鉄芽球性貧血，血小板減少，蛋白尿

3) メタルカプターゼカプセル(50/100/200 mg)
大正製薬-大正富山医薬品
- **種類** 低分子抗リウマチ薬(免疫調節薬)

- **適応** Wilson病（肝レンズ核変性症）
- **禁忌** 血液障害，腎障害，SLE患者
- **副作用** 初期は発熱，発疹，白血球減少症，血小板減少症，貧血，肝機能異常．その後に約10％の患者でネフローゼ症候群，膠原病，白血球減少，Goodpasture症候群

ここでアドバイス

臨床症状と検査所見により治療薬を選択する．銅キレート薬は空腹時に服用することがきわめて重要である．

48 くる病

くる病は，骨幹端に位置する成長板の軟骨細胞の増殖，分化の異常，石灰化障害により起こる病態の総称である．頻度が最も高いのはビタミン D 欠乏性くる病である．母親のビタミン D 欠乏，完全母乳栄養，食事制限(アレルギー，偏食など)，日光曝露不足(外出制限，紫外線カットクリームの使用，冬季など)，早産児，胆汁うっ滞，慢性下痢などがリスクとなる．低リン血症性くる病では X 染色体優性低リン血症性くる病(XLH)が最も多い．ビタミン D 依存症は腎臓の 1α 水酸化障害のみられる場合をビタミン D 依存症 I 型，ビタミン D 受容体に異常のある場合をビタミン D 依存症 II 型という．血清 ALP 値がきわめて低い場合は，低ホスファターゼ症の可能性がある．くる病の治療は病因により異なるため，正確な診断が最重要である．

処方例

ビタミン D 欠乏性くる病症例

処方1 アルファロール内用液(0.5 μg/mL)，散(1 μg/g)，カプセル(0.25/0.5/1/3 μg)
0.05～0.2 μg/kg/日(成分量として)　分1で開始し症状改善に伴い漸減，維持量は 0.01～0.03 μg/kg/日(成分量として)　または
ロカルトロールカプセル 0.25，0.5(0.25/0.5 μg)
0.025～0.1 μg/kg/日(成分量として)　分1で開始

ビタミン D 欠乏性くる病で低 Ca 血症を認める症例では処方1に加えて以下を併用

処方2 乳酸カルシウム水和物　　　　　　　　　100～200 mg/kg/日　分2～5

低リン血症性くる病症例では以下を併用

処方3 ホスリボン配合顆粒
20～40 mg/kg/日(上限 3,000 mg/日)(リンとして)　数回に分服
アルファロール
0.05～0.2 μg/kg/日(成分量として)　分1で開始し症状改善に伴い漸減

ビタミン D 依存症 I 型症例

処方4 アルファロール
0.1 μg/kg/日(成分量として)　分1で開始し，0.01～0.05 μg/kg/日(成分量として)　分1で維持

ビタミンD依存症II型症例では以下を併用

処方5 アルファロール
　　　　　1〜5μg/kg/日(5〜60μg/日)(成分量として)　分1〜2
　　　　乳酸カルシウム水和物　　　　　　　　　3,000〜6,000mg/日　分3

処方の解説

1) アルファロール内用液(0.5μg/mL),散(1μg/g),カプセル(0.25/0.5/1/3μg) 中外製薬

- 種類　活性型ビタミンD_3製剤(肝臓で水酸化され活性代謝体になる)
- 適応　くる病,骨軟化症
- 副作用　高Ca血症

2) ロカルトロールカプセル0.25, 0.5(0.25/0.5μg) 中外製薬-杏林製薬

- 種類　活性型ビタミンD_3製剤(ビタミンD_3の生体内活性代謝体)
- 適応　くる病,骨軟化症
- 禁忌　高カルシウム血症,ビタミンD中毒症
- 副作用　高カルシウム血症

3) 乳酸カルシウム水和物 各社

- 種類　カルシウム製剤
- 適応　低カルシウム血症
- 禁忌　高カルシウム血症,腎結石

4) ホスリボン配合顆粒 ゼリア新薬工業

- 種類　リン酸塩製剤
- 適応　低リン血症
- 注意　血清リン濃度を保つには投与を分割する.
- 副作用　アレルギー性皮膚炎

薬剤の解説

- ロカルトロールはアルファロールに比べて活性が高いので,投与量を約半分とする.ビタミンD依存症II型ではビタミンDの大量療法が必要になるが,症例により必要量は様々である.
- 現在,栄養機能食品としてビタミンDシロップが市販されており(BabyD,森下仁丹,1滴あたり80IU含有),ビタミンD欠乏のハイリスク児には有用である.

ここでアドバイス

治療開始後は腎石灰化や尿路結石をきたさないよう，血中・尿中カルシウム値をモニターし，過剰投与を避ける．最近，血清 25(OH)D 測定が保険適応になったため，ビタミン D 充足の確認に有用となる．一方，ビタミン D 依存性くる病では基本的に投薬が中止できない．

8

膠原病・免疫疾患

- 49 若年性特発性関節炎
- 50 リウマチ熱
- 51 全身性エリテマトーデス
- 52 IgA血管炎
- 53 抗リン脂質抗体症候群
- 54 原発性免疫不全症候群

49 若年性特発性関節炎

　若年性特発性関節炎(JIA)は，2週間以上持続する間欠熱を認める全身型 JIA と，関節の痛み，腫脹，発熱などが持続する関節型 JIA の2つに大きく分けられる．

　全身型 JIA は，1関節以上の関節炎と2週間以上続く発熱(うち3日間は連続する)を伴い，紅斑，全身のリンパ節腫脹，肝腫大または脾腫大，漿膜炎のうち，1つ以上を呈するものをいう．初発時に関節痛が認められるものは半数以下で，経過とともに出現することが多い．核左方移動を伴わない好中球増多，赤沈，CRP，補体，フェリチンなどの炎症マーカーが高値となる．

　関節型 JIA は，大きく少関節型と多関節型に分かれる．少関節型では，関節炎が膝や足関節に始まることが多い．多関節型は，対称性に複数の関節腫脹，発赤，疼痛，可動域制限を認める．初発症状は関節腫脹が多い．血液検査では，赤沈，CRP は陽性となっても軽度であり，正常な症例もある．抗核抗体は 65～80%で陽性になり，陽性の場合，慢性ブドウ膜炎の合併に注意する．また，リウマトイド因子(RF)が陽性例では進展型への移行に注意する．

処方例

単純な関節炎・発熱など

処方1　**ナイキサン錠(100 mg)**
　　　　　　　10～20 mg/kg(成分量として)　最大 1,000 mg/日　分2

炎症が軽減しない場合

処方2　**プレドニゾロン錠(1/5 mg)**
　　　　　　　0.5～2 mg/kg(成分量として)　最大 60 mg/日　分2

ステロイド薬減量中の再燃

処方3　**リウマトレックスカプセル(2 mg)**
　　　　　　　4～10 mg/m²(成分量として)　最大 16 mg　週1回または分2～3

ステロイド薬依存性・無効例(専門施設にて)

処方4　**アクテムラ点滴静注用**　全身型　　　　　　　　8 mg/kg/2週
　　　　　　　　　　　　　　　関節型　　　　　　　　8 mg/kg/4週

49 若年性特発性関節炎

処方の解説

- 全身型・関節型いずれの JIA においても，診断確定まで NSAIDs による初期治療を行う．全身型の多くは，NSAIDs 単独では病勢は改善せず，確定診断の後にステロイド薬による治療が必要となる．
- 寛解導入療法としてメチルプレドニゾロン・パルス療法を，後療法としてステロイド薬の内服を開始する．ステロイド薬減量・中止で再燃する場合はリウマトレックス〔メトトレキサート(MTX)〕を併用する．
- 関節型では，まず 2〜3 週間の NSAIDs 内服で様子をみる．経過で，関節痛などの炎症所見の改善，赤沈値や CRP など炎症マーカーの正常化がみられないものに対しては NSAIDs に加え，ステロイド薬の内服を開始する．ステロイド療法は，症状の寛解が得られた後に漸減中止する．ステロイド薬減量・中止で再燃する場合は MTX の併用療法へ移行する．
- いずれの型においても炎症のコントロールがつかない難治例では，専門施設において生物学的製剤であるアクテムラ(抗 IL-6 レセプター抗体)，エンブレル(可溶性 TNF α/LT α レセプター製剤)，ヒュミラ(抗 TNF α モノクローナル抗体)などによる治療が適応となる．

薬剤の解説

1) ナイキサン錠(100 mg) 田辺三菱製薬 - ニプロ ES ファーマ

- 種類 NSAIDs　ナプロキセン
- 適応 関節リウマチ，強直性関節炎
- 禁忌 消化性潰瘍，重篤な血液・肝・腎障害，NSAIDs 過敏症，アスピリン喘息など
- 副作用 ショック，皮膚粘膜眼症候群，消化管潰瘍，無菌性髄膜炎，再生不良性貧血など

2) プレドニゾロン錠(1/5 mg) 旭化成ファーマ
プレドニゾロン錠(5 mg) 武田テバ薬品 - 武田薬品工業

- 種類 副腎皮質ステロイド　プレドニゾロン
- 適応 関節リウマチ，若年性関節リウマチ，エリテマトーデス
- 禁忌 血清クレアチニン高値の敗血症症候群および感染性ショックなど
- 副作用 易感染性，糖尿病，精神症状，満月様顔貌，中心性肥満，

骨粗鬆症，高血圧症，低身長など

3）リウマトレックスカプセル（2 mg） ファイザー
- **種類** 葉酸拮抗薬　メトトレキサート
- **適応** 関節リウマチ，若年性特発性関節炎，多発性筋炎，皮膚筋炎
- **禁忌** 妊婦，骨髄抑制，慢性肝疾患，活動性結核など
- **副作用** 間質性肺炎，劇症肝炎，膵炎，骨髄抑制，ショックなど

4）アクテムラ点滴静注用（80/200/400 mg） 中外製薬
- **種類** 抗 IL-6 受容体抗体製剤　トシリズマブ
- **適応** 関節リウマチ，若年性特発性関節炎，キャッスルマン病
- **禁忌** 重篤な感染症合併例，活動性結核など
- **副作用** ショック，感染症，間質性肺炎，骨髄抑制など

> **ここでアドバイス**
>
> 炎症の指標として白血球数，血小板数，貧血の進行，フェリチン，赤沈，CRP および MMP3 や抗 CCP 抗体などの関節破壊マーカーを参考に，抗炎症療法を継続する．関節型のなかでも，RF と HLA-DR4 陽性の場合，関節破壊の進行を認めるなど予後は不良である．全身型では，EB ウイルスやサイトメガロウイルス感染症などを契機にマクロファージ活性化症候群へ重篤化することがあり留意する．

50 リウマチ熱

　リウマチ熱はA群β溶血連鎖球菌(GAS)による咽頭扁桃炎の2～3週間後に多臓器に生じる全身性の非化膿性炎症性疾患である．GAS感染症の0.4～3％に発症する．5～15歳に多く発症し，性差はない．心炎(約半数に合併する．心内膜炎が主体であり，心炎発症の50％で心弁膜障害を残し，僧帽弁閉鎖不全や大動脈弁閉鎖不全をきたす)，多関節炎(約70％に合併する．膝，足，肘，股関節など大関節が侵されるが，一過性で移動性を伴うことが多い)，舞踏病(5～10％に合併する．リウマチ熱発症時だけでなく，遅発性に単独で発症することもある)，輪状紅斑，皮下結節，発熱，リンパ節腫脹，疲労感，腹痛，蒼白，多汗などを呈する．

処方例

急性期の治療

| 処方1 | パセトシン細粒10％，錠(250 mg)，カプセル(125/250 mg)
50 mg/kg/日(成分量として)　分3　10～14日間 |

関節炎に対して

| 処方2 | アスピリン末　　　　　　　　　　　　　　50～70 mg/kg/日　分3～4 |

心炎に対して

| 処方3 | アスピリン末　　　　　　　　　　　　　　80～100 mg/kg/日　分4 |

重症例に対して

| 処方4 | プレドニゾロン錠(1/5 mg)
1～2 mg/kg/日を2～3週間投与し，その後，漸減する |

予防内服

| 処方5 | パセトシン　　　　　　　15～20 mg/kg/日(成分量として)　分1
①心炎非合併例は5年間(または21歳まで)の内服
②心炎例は10年間(または21歳まで)の内服
③心弁膜症合併例では10年間(または40歳まで)の内服 |

※本来であればベンジルペニシリンベンザチンの筋注(120万単位を3～4週ごと，27 kg以下では60万単位を3～4週ごと)やバイシリンGの内服治療が適応であるが，入手や継続が困難なことが多い．より臨床的な代替薬として，本項ではパセトシン

処方の解説

急性期の治療

- リウマチ熱と診断された全例に抗菌薬(パセトシンなど)を投与する．他の経口抗菌薬としてはセフェム系抗菌薬を使用する．ペニシリン過敏症のある患者ではマクロライド系抗菌薬を選択する．
- 関節炎に対してはアスピリンを内服し，症状の改善とともに漸減する．
- 心炎に対してはアスピリンを1～2ヶ月間投与し，1ヶ月かけて漸減する．
- 重症例ではプレドニゾロンを2～3週間投与し，その後漸減する．
- 舞踏病に対しては鎮静薬を用いるが，難渋する場合はプレドニゾロンを用いる．

予防内服

- 再発率は約60%で，発症後1年以内が多く，5年を経過すると低下する．GASの再感染により再発するリスクが高くなるため，それを防ぐ目的で抗菌薬の予防内服をアメリカ心臓病学会の指針に従い行う．
- ①心炎非合併例は5年間(または21歳まで)の内服．最低2年間は定期的な心エコー検査を行う，②心炎発症例は10年間(または21歳まで)の内服．③心弁膜症合併例は10年間(または40歳まで)の内服とする．

薬剤の解説

1) パセトシン細粒10%，錠(250 mg)，カプセル(125/250 mg)
アスペンジャパン

- 種類　アモキシシリン
- 適応　急性上気道炎，扁桃炎，
- 禁忌　伝染性単核球症など
- 副作用　ショック，中毒性表皮壊死融解症，皮膚粘膜眼症候群など

2) アスピリン末

- 種類　NSAIDs　ナプロキセン
- 適応　関節リウマチ，強直性関節炎
- 禁忌　消化性潰瘍，重篤な血液・肝・腎障害，NSAIDs過敏症，ア

スピリン喘息など
- 副作用 ショック，皮膚粘膜眼症候群，消化管潰瘍など

3) プレドニゾロン錠（1/5 mg） 旭化成ファーマ
プレドニゾロン錠（5 mg） 武田テバ薬品 – 武田薬品工業

- 種類 副腎皮質ステロイド　プレドニゾロン
- 適応 関節リウマチ，若年性関節リウマチ，エリテマトーデス
- 禁忌 血清クレアチニン高値の敗血症症候群および感染性ショックなど
- 副作用 易感染性，糖尿病，精神症状，満月様顔貌，中心性肥満，骨粗鬆症，高血圧症，低身長など

> **ここでアドバイス**
>
> GAS の細胞壁特異蛋白である M 蛋白や細胞壁 C 多糖体に対して産生された抗体が，組織抗原と交差免疫反応を起こし様々な症状を起こす．GAS の M 蛋白のうち M1, 3, 5, 6, 14, 18, 24 型がリウマチ熱に関係がある一方，急性糸球体腎炎では M4, 9, 12, 20 型などとされている．また，家族内集積や同胞間での症状の類似性があるため，宿主側の遺伝的素因も示唆される．

51 全身性エリテマトーデス

 全身性エリテマトーデス(SLE)は自己免疫の異常に伴う慢性炎症性疾患で,抗核抗体,抗DNA抗体など,多くの自己抗体が検出される.自己抗体は標的臓器(組織)で免疫複合体を形成し,血管壁や組織に炎症を起こす.発熱や全身倦怠感などの全身症状の他,皮膚粘膜(蝶形紅斑,ディスコイド疹,レイノー現象,血管炎性結節,皮膚潰瘍,口内炎),筋骨格(関節炎,無菌性骨壊死,筋症),腎(血尿,蛋白尿,ネフローゼ症候群,急性腎炎),呼吸器(胸膜炎,気胸,肺炎,肺高血圧症,肺出血),循環器(心膜炎,心筋炎,心内膜炎,弁膜炎),神経精神(性格の変化,けいれん,舞踏病,脊髄炎,末梢神経障害,視神経炎,脳血栓),血液(骨髄抑制,血小板減少,白血球減少,溶血性貧血)などの病態を形成する.

処方例

単純な関節炎・発熱など

処方1	ブルフェン錠(100/200 mg)
	30〜50 mg/kg 最大600 mg/日 分3

血小板減少,骨髄抑制,炎症が軽減しない場合

処方2	プレドニゾロン錠(1/5 mg) 0.5〜2 mg/kg 最大60 mg/日 分2

ステロイド薬減量中の再燃

処方3	リウマトレックスカプセル(2 mg)
	4〜10 mg/m² 最大16 mg 週1回または分2〜3
処方4	プレディニン錠(25/50 mg) 3〜5 mg/kg 最大200 mg/日 分1

ステロイド薬依存性・無効例(専門施設にて)

処方5	エンドキサン注(パルス) 500 mg/m² 月1回点滴静注 計6回
処方6	リツキサン注 (抗ヒトCD20ヒト・マウスキメラ抗体)
	375 mg/m² 週1回点滴静注 計4回 最大500 mg/回

処方の解説

 発熱,関節痛などの全身症状に対し,診断確定までNSAIDsによる初期治療を行う.多くはNSAIDs単独では病勢は改善せず,確定診断の後にステロイド薬による治療が必要となる.寛解導入療法としてメチルプレドニゾロン・パルス療法を,後療法として

- ステロイド薬の内服を開始する.
- ステロイド薬減量・中止で再燃する場合はリウマトレックス〔メトトレキサート(MTX)〕,ブレディニン(ミゾリビン),セルセプト(ミコフェノール酸モフェチル)などの免疫調節薬を併用し,病勢を抑えるとともにステロイド薬の減量に務める.
- 炎症のコントロールがつかない難治例では,専門施設においてエンドキサンパルス療法やシクロスポリンやタクロリムスなどのカルシニューリン阻害薬もしくはリツキシマブ(抗ヒトCD20ヒト・マウスキメラ抗体)などが適応となる.

薬剤の解説

1) ブルフェン錠(100/200 mg) 科研製薬
- 種類 NSAIDs イブプロフェン
- 適応 関節リウマチ,関節痛および関節炎
- 禁忌 消化性潰瘍,重篤な血液・肝・腎障害,アスピリン喘息,妊娠後期など
- 副作用 ショック,皮膚粘膜眼症候群,消化管潰瘍,再生不良性貧血,肝障害など

2) プレドニゾロン錠(1/5 mg) 旭化成ファーマ
プレドニゾロン錠(5 mg) 武田テバ薬品-武田薬品工業
- 種類 副腎皮質ステロイド プレドニゾロン
- 適応 関節リウマチ,若年性関節リウマチ,エリテマトーデス
- 禁忌 血清クレアチニン高値の敗血症症候群および感染性ショックなど
- 副作用 易感染性,糖尿病,精神症状,満月様顔貌,中心性肥満,骨粗鬆症,高血圧症,低身長など

3) リウマトレックスカプセル(2 mg) ファイザー
- 種類 葉酸拮抗薬 MTX
- 適応 関節リウマチ,若年性特発性関節炎,多発性筋炎,皮膚筋炎
- 禁忌 妊婦,骨髄抑制,慢性肝疾患,活動性結核など
- 副作用 間質性肺炎,劇症肝炎,膵炎,骨髄抑制,ショック,悪性リンパ腫,口内炎など

4) ブレディニン錠(25/50 mg) 旭化成ファーマ
- 種類 プリン拮抗薬 ミゾリビン
- 適応 関節リウマチ,ループス腎炎,ネフローゼ症候群

禁忌	妊婦，白血球数 3,000/mm³ 以下の骨髄抑制など
副作用	骨髄抑制，肝障害，膵炎，糖尿病，脱毛など

5）エンドキサン注（100/500 mg）塩野義製薬

種類	アルキル化薬　シクロホスファミド水和物
適応	治療抵抗性の SLE，全身性血管炎，多発性筋炎，皮膚筋炎，混合性結合組織病など
禁忌	重症感染症など
副作用	ショック，皮膚粘膜眼症候群，骨髄抑制，出血性膀胱炎，無精子症，間質性肺炎，脱毛など

6）リツキサン注（100/500 mg）全薬工業 - 中外製薬

種類	抗 CD20 抗体製剤　リツキシマブ
適応	難治性ネフローゼ症候群
禁忌	マウス蛋白質由来製品に対する過敏症など
副作用	アナフィラキシー，肺障害，皮膚粘膜眼症候群，肝障害など

> **ここでアドバイス**
>
> 検尿所見が陰性でも生検で腎炎像を認めることが多く，小児期発症例の 70〜80％は腎炎を併発していると考えられる．腎炎の程度により治療指針が決定される．その他，心，肺，肝，骨髄などの重要臓器の合併率が高く，経過観察の際には，常に全身臓器の管理が必要である．また，シェーグレン症候群や抗リン脂質抗体症候群などの合併にも留意する．特に，年少であるほど重篤であることが多く，免疫調節薬を併用するなど，より積極的な治療が必要となる．

52 IgA血管炎

従来,ヘノッホ・シェーンライン(Henoch-Schönlein)紫斑病と呼ばれていたものが2012年よりIgA血管炎と呼称変更された.何らかの免疫学的異常を基盤とし,IgAを含む免疫複合体が細小動脈〜毛細血管に沈着する全身性小血管炎であるが,明らかな病因は不明である.紫斑(100%),関節炎(80%),腹痛(60%),腎炎(50%)の症状を呈する.

予後は良好で80%は数週間で自然寛解し再発もないが,10〜20%は再発し,数年にわたる例も5%弱存在する.

特異的な治療はなく,安静を保ち症状に応じて治療を行うことになる.

処方例

処方1	アドナ散10%	2 mg/kg/日(成分量として) 分3
処方2	トランサミン散50%	25 mg/kg/日(成分量として) 分3
処方3	シナール配合顆粒	1〜3 g/日 (成人における製剤量として,適宜増減) 分3
処方4	プレドニゾロン散「タケダ」1%	0.5〜1 mg/kg/日(成分量として) 分2
処方5	カロナール細粒20%	10〜15 mg/kg/回(成分量として) 頓服

処方の解説

- A群溶連菌やマイコプラズマなど原因がはっきりしている場合にはそれに対応する治療が必要となるが,一般的には軽症例では安静のみで経過観察される.
- カルバゾクロムスルホン酸製剤(アドナ)は,細血管に作用して血管透過性亢進を抑制し,血管抵抗値を増強することにより血液凝固・線溶系に影響を与えることなく出血時間を短縮し,止血作用を示す.トラネキサム散製剤(トランサミン)は,抗プラスミン薬としてプラスミンやプラスミノーゲンがフィブリンに結合するのを阻止することにより線維素溶解現象(線溶現象)を抑制し抗出血作用をもつ.
- トラネキサム酸は,血管透過性の亢進,アレルギーや炎症性病変の原因になっているキニンやその他の活性ペプチドなどの,プラ

スミンによる産生を抑制することによる抗アレルギー・抗炎症効果も示す.
- 関節痛・腫脹には解熱鎮痛剤で対処することが多いが,カロナール細粒 15 mg/kg/回か,ときにそれ以上の量が必要なこともある.腹痛が強いとき,腎症合併時はプレドニン投与を行う.

薬剤の解説

1) アドナ散 10% ニプロESファーマ
- **種類** 対血管薬剤
- **適応** 毛細血管抵抗性の減弱および透過性の亢進によると考えられる出血傾向(例えば紫斑病など)
- **特徴** 血液凝固・線溶系に影響を与えることなく出血時間を短縮し,止血作用を示す.
- **副作用** 食欲不振・胃部不快感

2) トランサミン散 50% 第一三共
- **種類** 抗プラスミン薬
- **適応** 全身性線溶亢進が関与すると考えられる出血傾向(白血病,再生不良性貧血,紫斑病など,および手術中・術後の異常出血)
- **併用禁忌** トロンビン(血栓傾向を促進するおそれがある)
- **副作用** 食欲不振,悪心,嘔吐,胸やけ

3) シナール配合顆粒 塩野義製薬
- **種類** ビタミンC・パントテン酸カルシウム配合薬
- **適応** 消耗性疾患におけるビタミンCの需要の増大,供給の減少時の補給
- **特徴** コラーゲンの生成と保持,酸化還元作用を通し血管強化作用をもつとされる.
- **副作用** 消化器症状

4) プレドニゾロン散「タケダ」1% 武田テバ薬品 – 武田薬品工業
- **種類** 合成副腎皮質ホルモン薬
- **適応** 紫斑病(血小板減少性および血小板非減少性)
- **併用注意** フロセミドなどの利尿薬(低カリウム血症が現れることがある),シクロスポリン(シクロスポリンの血中濃度が上昇するとの報告がある),マクロライド系化合物(本剤の作用が増強されるとの報告がある)
- **副作用** 感染症,副腎皮質機能不全,消化器症状,精神症状など

5) **カロナール細粒 20%** あゆみ製薬

- 種類 解熱鎮痛薬
- 適応 小児科領域における解熱・鎮痛
- 禁忌 重篤な腎障害のある患者
- 副作用 ショック，アナフィラキシー，皮膚症状，肝炎，肺炎，腎炎など

ここでアドバイス

治療のポイントは腹痛の程度と腎炎の合併である．軽症例では安静と経過観察が基本で，薬剤としては処方1，2，3，5などである．紫斑以外に関節痛や腹痛の程度が強いときはプレドニン投与の適応になる．中等用量（0.5 mg/kg/日）からスタートする．腎症合併例では高用量（1 mg/kg/日）のプレドニン投与，ネフローゼや半月体形成など重症例ではメチルプレドニゾロン・パルス療法が推奨されている．早期からのステロイド投与に腎症予防効果はないとされる．

53 抗リン脂質抗体症候群

抗リン脂質抗体症候群は，血中に抗リン脂質抗体が検出され，各種動静脈血栓症をきたす自己免疫疾患である．約半数がSLEなどの膠原病に合併する二次性であり，原因は不明である．抗体が凝固・線溶反応に影響を及ぼし，また血管内皮細胞や血小板などにも作用して血栓傾向をきたすとされ，様々な部位の動脈・静脈血栓症を呈する．

治療は急性期の治療と慢性期の再発予防に大別されるが，急性期の血栓溶解療法，抗凝固療法は本書の範疇を逸脱するため，ここでは再発予防について解説する．本疾患では血栓の再発率が高く二次予防が大切になる．動脈血栓は動脈血栓を，静脈血栓は静脈血栓を再発する場合が多く，血栓形成機序も考慮して予防を行う．本症候群は自己免疫性の血栓性疾患であるが，ステロイドや免疫抑制剤は通常使用されない．

処方例

処方1 アスピリン「バイエル」	3～5 mg/kg/日 分1
処方2 ワーファリン顆粒0.2%	
	0.16 mg/kg/日（成分量として） 分1（1歳未満）
	0.04～0.10 mg/kg/日（成分量として） 分1（1～15歳）

処方の解説

- これまで血栓症がなく，抗リン脂質抗体陽性だけの場合は，薬物による一次予防は不要であり，外科手術，長期臥床などの高リスク状況下では低分子ヘパリンによる血栓予防を行う．
- 血栓症の既往を有するが抗リン脂質抗体症候群の診断には至らない抗リン脂質抗体陽性者は，低用量アスピリン内服．SLE患者でループスアンチコアグラント陽性，あるいは抗カルジオリピン抗体が中～高値陽性の場合は，SLEの加療とともに低用量アスピリン内服．
- 血栓症の既往を有する抗リン脂質抗体症候群診断例：
  (1) 静脈血栓症の既往を有する例：INR 2.0～3.0のワーファリンによる抗凝固療法．INRとは，international normalized ratio

の略で，PT 測定に用いる組織トロンボプラスチン製剤のロット間の差を標準化したものである．INR 2.0～3.0 は PT が正常の 2～3 倍ということである．

(2) 動脈血栓症の既往を有する例：脳梗塞，虚血性心疾患（塞栓症を除く）の場合：低用量アスピリンまたは INR 3.0～4.0 のワーファリン

(3) 塞栓症，脳梗塞虚血性心疾患以外の血栓症の場合：INR 2.0～3.0 のワーファリン

- 治療下での血栓症の再発には，INR 3.0～4.0 のワーファリン，または 低用量アスピリンとワーファリン（INR 2.0～3.0）の併用．

薬剤の解説

1）アスピリン「バイエル」 バイエル薬品

- **種類** 解熱・鎮痛・消炎薬（抗血小板薬の記載はなし）
- **適応** 川崎病（心血管後遺症を含む）
- **特徴** 本剤は低用量において血小板凝集抑制作用をもつ．
- **副作用** ショック，アナフィラキシー，出血，皮膚症状，血球減少，肝機能障害，消化器症状

2）ワーファリン顆粒 0.2% エーザイ

- **種類** 経口抗凝固薬
- **適応** 血栓塞栓症（静脈血栓症，心筋梗塞症，肺塞栓症，脳塞栓症，緩徐に進行する脳血栓症など）の治療および予防
- **併用禁忌** イグラチモド（本剤の作用を増強する）
- **副作用** 出血，皮膚症状，肝機能障害

ここでアドバイス

脳血管障害などの動脈血栓では，動脈硬化やスパスム，血小板の活性化が血栓形成のトリガーとなることから抗血小板薬の投与が推奨される．深部静脈血栓症を認めた患者の再発予防に関して，INR 2.0～3.0 で治療した群と INR 3.0～4.0 の強化治療群で差はなく，むしろ出血のリスクが高いと報告されているため，INR 2.0～3.0，D ダイマー値を正常値とすることを目標としたワーファリンの投与が推奨されている．

54 原発性免疫不全症候群

　原発性免疫不全症候群とは，自然免疫系，獲得免疫系の発達成熟過程のどこかに先天性の欠陥が生じた疾患群である．自然免疫系，獲得免疫系の欠陥とは，好中球，マクロファージ，樹状細胞，補体，NK細胞，T細胞，B細胞のどこかの構成要素の欠損や機能不全を意味する．近年，免疫調節障害や易感染性を示さない自己炎症症候群も原発性免疫不全症候群に組み入れられるようになり，現在140以上の遺伝子異常，200以上の原発性免疫不全症候群の異なった病型が知られている．本項においては本書の性格上，易感染性を伴う疾患群における感染予防対策に焦点をしぼり解説する．

　一般化膿菌(ブドウ球菌，肺炎球菌，大腸菌，緑膿菌など)などの細胞外寄生性細菌は，貪食細胞(好中球，単球)により貪食されて処理される．その過程でオプソニン化に関与する抗体や，走化因子や免疫溶菌に関与する補体も重要である．同じ細菌でも細胞内寄生性細菌(結核，癩，サルモネラ，ブルセラ，レジオネラなど)では主にT細胞が感染防御に働く．ウイルスではヘルペスウイルス(水痘，サイトメガロ，単純ヘルペス)，麻疹ウイルスなどではT細胞が感染防御の主体であるが，細胞融解型ウイルスであるエンテロウイルス(ポリオ，コクサッキー，エコー)，日本脳炎，デング熱などでは，ウイルスが細胞外に遊離されるため，抗体がより重要となる．真菌の感染防御ではT細胞が主体であるが，アスペルギルスなどには好中球も重要である．

　このような特性を鑑みて，各疾患の病態に合わせて以下の処方例を組み合わせて使用することになる．

処方例

処方1	バクタ配合顆粒	0.05〜0.1 g/kg/日（製剤量として） 分2
処方2	イムノマックス-γ注50	1回25万U/m² 週1〜3回皮下注
処方3	イトリゾールカプセル50	3〜5 mg/kg/日（成分量として） 分1 食事直後
処方4	献血ヴェノグロブリンIH 5%静注	200〜600 mg/kg/回（IgGとして） 4週ごと 1時間以上かけて点滴静注 重症感染症における抗菌薬との併用においては 100〜150 mg/kg/日 点滴静注
処方5	エリスロシンドライシロップ10%	10 mg/kg/日（成分量として） 分1
処方6	ハイゼントラ20%皮下注	50〜200 mg/kg 週1回皮下注

処方の解説

- 血清IgG値の低下する病態においては定期的にγグロブリンの投与（トラフ値500 mg/dL以上）が必須であるが，他の病態においても併用されることが多い（ここでアドバイス参照）．静注用製剤と同等の効力をもつハイゼントラ皮下注も選択できるようになった．
- ST合剤は，慢性肉芽腫症などの食細胞機能不全症をはじめ，T細胞機能不全症，抗体不全症など多くの免疫不全症において感染予防として使用される．特にニューモシスチスイロベチー肺炎の発症抑制に使用する場合は，標準1日投与量を週3回連日あるいは隔日，分2あるいは分1投与とすることも可能である．
- 抗真菌薬は，T細胞機能不全症，食細胞機能不全症で投与されることが多い．
- T細胞機能不全症においては抗ヘルペスウイルス薬の投与も考慮される．
- 慢性肉芽腫症の頻回感染例にインターフェロンγの投与が行われ効果が確認されている．

薬剤の解説

1）バクタ配合顆粒　塩野義製薬

- **種類**　合成抗菌薬
- **適応**　他剤が無効あるいは使用できない場合の一般感染症，ニューモシスチスイロベチーによる肺炎の発症抑制
- **禁忌**　低出生体重児，新生児には投与しないこと（高ビリルビン血症を起こすことがある）

副作用 血球減少，血小板減少，皮膚症状，ショック，アナフィラキシー，消化器症状など

2) イムノマックス-γ注50 塩野義製薬－共和薬品工業

- **種類** 遺伝子組換え型インターフェロン-γ製剤
- **適応** 慢性肉芽腫症に伴う重症感染の頻度と重篤度の軽減
- **併用注意** ST合剤（骨髄抑制作用を増強するおそれがある）
- **副作用** 間質性肺炎，うつ状態，ショック，腎不全，心不全，自己免疫，糖尿病など

3) イトリゾールカプセル50 ヤンセンファーマ

- **種類** 経口抗真菌薬
- **適応** 深在性真菌症
- **併用注意** 代謝時にCYP3Aと結合するため，代謝経路を共有する薬剤との併用には注意が必要である．
- **副作用** 心不全，肺水腫，肝機能障害，皮膚症状，ショック，アナフィラキシー

4) 献血ヴェノグロブリンIH 5%静注 日本血液製剤機構

- **種類** 血漿分画製剤
- **適応** 低ならびに無ガンマグロブリン血症，重症感染症における抗生物質との併用
- **禁忌** 遺伝性果糖不耐症（本剤の添加物が体内で代謝されて果糖が生成される）
- **副作用** ショック，神経症状，肝機能障害，消化器症状

5) エリスロシンドライシロップ10% マイランEPD

- **種類** マクロライド系抗菌薬
- **適応** エリスロマイシン感受性の各種感染症，通常投与量は25～50 mg/kg/日
- **併用注意** 代謝時にCYP3Aと結合するため，代謝経路を共有する薬剤との併用には注意が必要である．
- **副作用** 消化器症状，偽膜性腸炎，QT延長，頻拍，ショック，アナフィラキシー，皮膚症状，腎不全，肝不全

6) ハイゼントラ20%皮下注 CSLベーリング

- **種類** 血漿分画製剤
- **適応** 無または低ガンマグロブリン血症
- **特徴** 静注用製剤から切り替える場合，1週あたりの投与量が同等となるように調節する．
- **禁忌** 高プロリン血症（本剤に含まれるプロリンが代謝されない）

副作用 肝機能障害，腎機能障害，血小板減少，肺水腫

ここでアドバイス

　重症例では緊急の造血幹細胞移植が必要である．
　γグロブリンの補充はほとんどの場合で効果的だが，唯一，IgA 欠損症の場合は通常γグロブリンの補充は行わない．その理由は，γグロブリン製剤には，IgA がほとんど含まれておらず，また，IgA 欠損の患者さんは，抗 IgA 抗体を有している場合があり，γグロブリンを投与すると製剤中にわずかに含まれている IgA に対して反応し，アナフィラキシーを起こす危険性があるからである．同じ理由で，輸血が必要な場合は，抗 IgA 抗体の有無を調べてから行うようにする．

9

血液疾患

- 55 鉄欠乏性貧血
- 56 免疫性血小板減少性紫斑病
- 57 血友病

55 鉄欠乏性貧血

鉄欠乏性貧血は，鉄の需要と供給のバランスがマイナスに傾き，鉄欠乏状態に陥った状態で生じる貧血であり，未熟児や乳児期後期，思春期の特に女子にみられることが多い．体内の鉄の総量は，成人男性で約4g，成人女性で約3gといわれており，そのうち約60%がヘモグロビンの中にヘム鉄として含有され，肝，骨髄や網内系組織に20〜30%存在し，ミオグロビンなどにも含まれている．これらの鉄は閉鎖回路内を循環して再利用されているため，1日の鉄出納は食事から約1mgの鉄を吸収し，約1mgの鉄を汗や尿，便などに排泄しているのみである．体内への鉄の供給不足は主に鉄の摂取が低下することで生じ，鉄の需要増加は成長に伴う鉄消費の増加や，月経による鉄喪失などで生じることが多い．通常，血液1mL中に0.5mgの鉄が含有されているといわれており，1回の月経では30〜60mLの血液が失われるため，平均すると1日0.5〜1mgの鉄が失われていることになる．

処方例

経口鉄剤

処方1　**インクレミンシロップ5%（鉄として6 mg/mL）**
　　　　　　　　　0.5〜1 mL/kg/日（シロップとして）　分3　（乳幼児期）
処方2　**フェロミア錠（50 mg）**　　2錠　分2　空腹時または食直後　または
　　　　フェロミア顆粒8.3%（鉄として100 mg/1.2 g）　　新生児；10 mg, 0.5歳；22 mg, 1歳；24 mg, 3歳；32 mg, 7.5歳；50 mg, 12歳；68 mg/日（鉄として）　分1または分2　空腹時または食直後
処方3　**フェロ・グラデュメット錠（105 mg）**
　　　　　　　　　　　　　　　　　　2錠　分2　空腹時または食直後　または
　　　　テツクール徐放錠（100 mg）　　2錠　分2　空腹時または食直後

処方の解説

- 鉄剤投与の基本は，原則として経口投与であり，年齢や児の状態に応じて剤型を選択する．
- 悪心・嘔吐，食欲不振，下痢または便秘などの消化器症状が出現することがあるため，インクレミンシロップであれば0.5 mL/kg/日，フェロミア錠またはフェロ・グラデュメット錠であれば1錠分1から開始してもよい．

- 胃内のpHが上昇する食後よりも空腹時のほうが鉄の吸収は良好とされるが，逆に消化器症状は空腹時のほうが出やすいため，食後の内服を勧める場合もある．
- 鉄剤の内服は，貯蔵鉄であるフェリチンの値が15～20 ng/mL以上に回復していることを確認できるまで継続する．

薬剤の解説

1）インクレミンシロップ5％（鉄として6 mg/mL）
アルフレッサファーマ

- 種類 溶性ピロリン酸第二鉄
- 適応 鉄欠乏性貧血
- 禁忌 鉄欠乏状態にない患者
- 副作用 悪心・嘔吐，光線過敏症，発疹，じんま疹，瘙痒など

2）フェロミア錠（50 mg），フェロミア顆粒8.3％（鉄として100 mg/1.2 g） サンノーバ-エーザイ

- 種類 クエン酸第一鉄ナトリウム
- 適応 鉄欠乏性貧血
- 禁忌 鉄欠乏状態にない患者
- 副作用 悪心・嘔吐，食欲不振，胃痛，腹痛，上腹部，不快感，過敏症，AST・ALT上昇など

3）フェロ・グラデュメット錠（105 mg） マイランEPD
テツクール徐放錠（100 mg） あすか製薬-武田薬品工業

- 種類 硫酸鉄水和物
- 適応 鉄欠乏性貧血
- 禁忌 鉄欠乏状態にない患者
- 副作用 悪心・嘔吐，食欲不振，下痢，便秘，腹痛，じんま疹，瘙痒感など
- 特徴 消化器症状を軽減するための徐放製剤である．

ここでアドバイス

鉄を2価のイオンに保つためにビタミンCを一緒に内服すると吸収が促進される．また，タンニンを含むお茶，制酸剤，テトラサイクリン系やニューキノロン系抗菌薬などと内服すると吸収率が低下する．できれば水か白湯で内服するのが望ましいが，含有鉄量が多いため，一部がキレートされてもあまり問題にならないとする意見もある．

56 免疫性血小板減少性紫斑病

　免疫性血小板減少性紫斑病(ITP)は血小板膜上の糖蛋白(GPIIb/IIIa, GPIb/IX/V, GPIa/IIa など)に対する自己抗体が結合した結果，脾臓などの網内系で血小板破壊が起こり，血小板減少に伴って出血傾向が出現する自己免疫疾患である．小児では免疫機能の未熟性とその成熟過程が病態に関与するとされ，ウイルス感染症罹患後やワクチン接種後の発症が多く，80%以上が6ヶ月以内に治癒する．小児 ITP の発症数は年間約 1,000 例と推察される．一方，成人では6ヶ月以上血小板減少が続く慢性型がほとんどを占める．

　従来，この疾患は特発性血小板減少性紫斑病と呼ばれていたが，2009 年の ITP に関する国際作業部会で用語や定義に関する国際標準化が提唱され，ITP は免疫性血小板減少性紫斑病に統一された．従来型の ITP は「primary ITP」とされ，SLE など免疫異常の原因が明らかなものは「secondary ITP」である．また，病相に関しては急性型・慢性型を用いず，診断から3ヶ月以内は「newly diagnosed (新規診断)ITP」，診断から 3～12 ヶ月まで血小板減少が持続した場合を「persistent(持続性)ITP」，診断から 12 ヶ月以上の場合を「chronic(慢性)ITP」と呼ぶことになった．

処方例

ステロイドホルモン

処方1　プレドニゾロン散1%，錠(1/5 mg)
　　　　1～2 mg/kg/日(成分量として)　分3　(新規診断/持続性/慢性 ITP)
処方2　プレドニゾロン散1%，錠(1/5 mg)
　　　　0.1 mg/kg/日(成分量として)　分3　(慢性 ITP)

処方の解説

新規診断 ITP

血小板数	出血症状	
	広汎な紫斑，あるいは/および明らかな粘膜出血	無症状あるいは広汎でない紫斑のみ
<1万/μL	IVIG 副腎皮質ステロイド療法	IVIG 副腎皮質ステロイド療法 無治療経過観察

<2万/μL	IVIG 副腎皮質ステロイド療法	IVIG 副腎皮質ステロイド療法
2～3万/μL	IVIG 副腎皮質ステロイド療法	無治療経過観察
>3万/μL	あらためて精査が必要	無治療経過観察

● 慢性 ITP

血小板数	出血症状	
	広汎な紫斑，あるいは/ および明らかな粘膜出血	無症状あるいは 広汎でない紫斑のみ
<1万/μL	IVIG 副腎皮質ステロイド療法	無治療経過観察 副腎皮質ステロイド療法 （少量または通常用量）
<2万/μL	IVIG 副腎皮質ステロイド療法	無治療経過観察
2～3万/μL	無治療経過観察	無治療経過観察
>3万/μL	あらためて精査が必要	無治療経過観察

IVIG：ガンマグロブリン大量療法
〔日本小児血液学会 ITP 委員会：小児特発性血小板減少性紫斑病―診断・治療・管理ガイドライン―. 日小血会誌 18(3), 210-218, 2004 より著者作成〕

薬剤の解説

プレドニゾロン錠「タケダ」(5 mg), 散「タケダ」1%
武田テバ薬品 - 武田薬品工業

プレドニゾロン錠 1「ホエイ」 マイラン製薬 - ファイザー

- 種類　プレドニゾロン
- 適応　紫斑病（血小板減少性および血小板非減少性）
- 禁忌　感染症，消化性潰瘍，精神病，白内障，緑内障，高血圧，電解質異常，血栓症など
- 副作用　消化性潰瘍，膵炎，精神変調（うつなど），骨粗鬆症，白内障，緑内障，高血圧，高血糖，血栓症など

ここでアドバイス

出血症状が軽微で血小板数 2万/μL 以上であれば薬物治療は施行せず,慎重に無治療経過観察することが原則である.

血小板数が数千～2万/μL 未満で,明らかな粘膜出血がある場合には重大出血の可能性があるため,早急に血小板数増加が期待できる IVIG または通常量プレドニゾロンを投与し,血小板数 2万/μL 以上への回復をめざす.

小児の特に新規診断 ITP では,*H. pylori*(HP)陽性例は多くない.しかし,再燃を繰り返す例や遷延性,慢性になる例では HP の関与について精査し,陽性例では除菌により血小板数増加が期待できる.

57 血友病

　血友病はX連鎖性劣性遺伝形式をとる先天性凝固障害であり，幼少期から出血症状を反復する．血液凝固第VIII因子(FVIII)の質的・量的異常による血友病Aと，血液凝固第IX因子(FIX)の質的・量的異常による血友病Bがあり，関節内や筋肉など深部出血をきたすことが特徴である．本症の重症度は凝固因子の活性とよく相関し，活性<1%は重症，1〜<5%は中等症，5〜40%は軽症に分類される．反復する関節内出血により血友病性関節症を引き起こし，日常生活動作(ADL)に大きな支障をきたす可能性のある疾患であり，関節症を起こさないような凝固因子補充療法が必要になる．

処方例

I 酢酸デスモプレシン(DDAVP)療法
軽症〜中等症血友病A患者の出血

> 処方1　デスモプレシン注4協和　0.2〜0.4μg/kgを生食20mLに混和し，10〜20分かけて緩徐に静注する

II オンデマンド補充療法
血友病A患者の軽度関節内出血

> 処方2　アドベイト　　　　10〜20単位/kg/回　1日1回静注　1〜3日間　または
> 　　　　コージネイトFS　　10〜20単位/kg/回　1日1回静注　1〜3日間
> 　　　　　　　　　　　　　　　　　　　　　　　　　　　（原則初回のみで可）

血友病A患者の重度関節内出血

> 処方3　アドベイト　　　　20〜40単位/kg/回　1日1〜2回静注　3〜7日間　または
> 　　　　コージネイトFS　　20〜40単位/kg/回　1日1〜2回静注　3〜7日間
> 　　　　　　　　　　　　　　　　　　　　　　　　　　（出血症状消失まで）

血友病A患者の止血困難な鼻出血

> 処方4　アドベイト
> 　　　　　　　　　　　　　10〜20単位/kg/回　1日1〜2回静注　1〜3日間　または
> 　　　　コージネイトFS　　10〜20単位/kg/回　1日1〜2回静注　1〜3日間

血友病A患者の抜歯

> 処方5　アドベイト　　　　25〜40単位/kg/回　1日1回静注　1〜3日間　または
> 　　　　コージネイトFS　　25〜40単位/kg/回　1日1回静注　1〜3日間
> 　　　　　　　　　　　　　　　　　　　　　　　　（原則処置直前に1回のみ）

9　血液疾患

血友病 B 患者の軽度関節内出血

処方 6　PPSB-HT　　20～40 単位/kg/回　1 日 1 回静注　1～3 日間　または
　　　　　オルプロリクス　30～60 単位/kg/回　48 時間ごと静注　1～2 週間
　　　　　　　　　　　　　　　　　　　　　　　　　　（原則初回のみで可）

血友病 B 患者の重度関節内出血

処方 7　PPSB-HT　　40～80 単位/kg/回　1 日 1 回静注　3～7 日間　または
　　　　　オルプロリクス　80～100 単位/kg/回　24～48 時間ごと 1～2 週間
　　　　　　　　　　　　　　　　　　　　　　　　　　（出血症状消失まで）

血友病 B 患者の止血困難な鼻出血

処方 8　PPSB-HT　　20～40 単位/kg/回　1 日 1 回静注　1～3 日間　または
　　　　　オルプロリクス　30～60 単位/kg/回　48 時間ごと静注　1～2 週間

血友病 B 患者の抜歯

処方 9　PPSB-HT　　50～80 単位/kg/回　1 日 1 回静注　1～3 日間　または
　　　　　オルプロリクス　50～80 単位/kg/回　単回投与　1～2 週間
　　　　　　　　　　　　　　　　　　　　　　（原則処置直前に 1 回のみ）

インヒビター保有血友病 A 患者の筋肉内出血＜ハイレスポンダー症例＞

処方 10　ノボセブン HI
　　　　　90～120 μg/kg　2～3 時間ごと 1 日 1～3 回静注　1～3 日間　または
　　　　　ファイバ　50～100 単位/kg　1 日 1～2 回静注　1～3 日間
　　　　　　　　　　　　　　　　　　　　　（1 日最大量 200 単位/kg）

インヒビター保有血友病 A 患者の筋肉内出血＜ローレスポンダー症例＞

処方 11　クロスエイト MC　　　　　　　　止血必要量 + インヒビター中和量
　　　　　20～40 単位/kg + 体重(kg) × 40 × (100 − Ht)/100 × BU/mL
　　　　　　　　　　　　　　　　　　　　1 日 1～2 回静注　1～2 日間

III　定期補充療法

血友病 A 患者の場合

処方 12　アドベイト
　　　　　20～50 単位/kg/回　週 3 回または 2 日に 1 回静注　または
　　　　　コージネイト FS　20～50 単位/kg/回　週 3 回または 2 日に 1 回静注

血友病 B 患者の場合

処方 13　PPSB-HT
　　　　　20～50 単位/kg/回　週 2 回または 3 日に 1 回静注　または
　　　　　オルプロリクス　10～20 単位/kg/回　週 2 回静注

処方の解説

- 製剤 1 単位/kg の投与で FVIII 活性は約 2％，FIX 活性は約 0.7～

- 1%上昇するとされる．
- 第VIII因子製剤の必要投与量(単位)：体重(kg)×目標ピークレベル(%)×0.5
- 第IX因子製剤の必要投与量(単位)：体重(kg)×目標ピークレベル(%)×0.75〜1.0(または第VIII因子製剤の必要投与量の1.5〜2倍量)
- FVIIIの血中半減期が8〜12時間，FIXの血中半減期が12〜24時間であることを参考に投与間隔や時間を決定する．血友病B患者では，長時間作用型のFIX製剤も使用可能となり，血中半減期は約80時間となっている．
- 定期補充療法では，重症型ではトラフ値(最低値)を1%以上，中等症ではその患者の活性値以上に保つことが重要である．

薬剤の解説

1) デスモプレシン注4協和(4 mg/mL) 協和発酵キリン

- 種類　デスモプレシン酢酸塩水和物
- 適応　下記疾患の自然発生性出血，外傷性出血，抜歯時，手術時出血の止血管理
軽症・中等症血友病A(第VIII因子活性が2%以上)，Type I，IIAのvon Willebrand病
- 禁忌　本剤の成分に対して過敏症の既往歴のある患者
- 副作用　のぼせ，熱感，顔面紅潮，頭痛，結膜充血など

2) 国内で使用可能な主な血友病治療製剤

疾患	治療製剤	製剤名	会社名	規格
血友病A	遺伝子組換えFVIII	アドベイト	シャイアー・ジャパン	250, 500, 1000, 1500, 2000
		コージネイトFS	バイエル	250, 500, 1000, 2000
		ノボエイト	ノボノルディスク	250, 500, 1000, 1500, 2000, 3000
		イロクテイト	バイオベラティブ・ジャパン	250, 500, 750, 1000, 1500, 2000, 3000
	血漿由来FVIII	クロスエイトMC	日本血液製剤機構	250, 500, 1000, 2000
		コンファクトF	化血研-アステラス	250, 500, 1000

血友病B	遺伝子組換えFIX	ベネフィクス	ファイザー–武田薬品	500, 1000, 2000, 3000
		オルプロリクス	バイオベラティブ・ジャパン	250, 500, 1000, 2000, 3000
	血漿由来FIX	ノバクトM	化血研–アステラス	500, 1000, 2000
		クリスマシンM	日本血液製剤機構	400, 1000
		PPSB-HT	日本製薬–武田薬品	200, 500
インヒビター症例	遺伝子組換えFVIIa	ノボセブンHI	ノボノルディスク	1, 2, 5, 8(mg)
	血漿由来APCC	ファイバ	シャイアー・ジャパン	500, 1000
	FX加FVIIa	バイクロット	化血研	FVIIa/FX 1.56/15.6(mg)

ここでアドバイス

　最近では，早期定期補充療法により血友病性関節症の発症と進行を予防できることが明らかになっており，関節出血の初回出現後に定期補充療法を開始する一時的補充療法が国際的に勧められている．
　製剤中の凝固因子を非自己と認識し，抗第VIII因子または抗第IX因子同種抗体(インヒビター)が出現することがある．出現する場合には50投与日数以内に認めることが多く，凝固因子が中和され以降の補充療法の効果は激減〜消失する．補充療法の効果が減弱した場合にはインヒビターの出現を疑い，Bethesda法によるインヒビターの検出で確定診断する．インヒビター力価が高値の場合をhigh responder(HR)〔＞5 Bethesda unit(BU)/mL〕，持続的に低値の場合をlow responder(LR)〔＜5 BU/mL〕と呼ぶ．

10

皮膚・眼疾患

- 58 口内炎・鵞口瘡
- 59 おむつ皮膚炎
- 60 伝染性膿痂疹
- 61 伝染性軟属腫
- 62 アタマジラミ
- 63 やけど・日焼け
- 64 痤瘡
- 65 水痘
- 66 帯状疱疹
- 67 結膜炎
- 68 麦粒腫・霰粒腫

58 口内炎・鵞口瘡

　小児の口内炎として遭遇する機会が多いのは感染に伴う口内炎と，アフタ性口内炎である．感染に伴う口内炎は Herpes simplex virus, Coxsackie virus, Varicella-zoster virus などのウイルス感染による．アフタ性口内炎は原因が不明なものと，Behçet（ベーチェット）病，SLE，Crohn（クローン）病や潰瘍性大腸炎などの自己免疫疾患に伴うものがある．アフタ性口内炎は直径数 mm の有痛性円形小潰瘍が頬粘膜，口蓋底，口唇に 1〜数個出現し，通常 1〜2 週間で自然軽快するが，再発することが多い．再発例をみた場合，原疾患の存在を確認するため，口内炎以外の随伴症状の有無を確認する必要がある．口内炎の治療の原則は，原疾患が存在する場合は原疾患に対する治療を行いつつ，口内炎自体の痛みや炎症を改善するため，症状に応じて局所への鎮痛薬や抗炎症薬の塗布を行う．

　鵞口瘡は口腔粘膜への *Candida albicans* の感染であり，口腔内の頬粘膜，舌，口蓋などに白色の偽膜（ミルク粕様）を形成する．新生児および乳児によく認められるが，年長児においても抗菌薬の使用によって発症，再発を認める．抗菌薬の投与を認めない児において，症状が長期にわたる場合や再発を認めた場合，免疫不全の有無を確認する必要がある．軽症例に対しては治療を必要としないが，症状が重い場合には抗真菌薬による治療を行う．

処方例

I　アフタ性口内炎

抗炎症薬

処方 1	ケナログ口腔用軟膏 0.1%（2/5 g）	1 本　1 日 1〜3 回塗布
処方 2	アフタッチ口腔用貼付剤（25 μg）	1 回 1 錠　1 日 1〜2 回貼付

鎮痛薬　病変が多発し，痛みがひどい場合

処方 3	キシロカインビスカス 2%	2 mL　含嗽

II　ウイルス感染に伴う口内炎

Herpes simplex virus 感染症（ヘルペス性歯肉口内炎）

処方 4	ゾビラックス顆粒 40%	75 mg/kg/日（成分量として）　分 5　5〜7 日間

III 鵞口瘡
抗真菌薬

処方5	フロリードゲル経口用2%(5 g)　　　　　1日4回塗布
処方6	ジフルカンドライシロップ 　　　　　3 mg/kg/日(成分量として)　分1　7〜14日間

処方の解説

- ケナログ，アフタッチの有効成分は糖質コルチコイドであるトリアムシノロンアセトニドであり，抗炎症作用および抗アレルギー作用を有しており，抗炎症作用を目的に使用する．
- キシロカインの有効成分はリドカインである．リドカインは局所麻酔薬もしくは抗不整脈薬として用いられているが，口内炎に対しては局所麻酔による鎮痛効果を期待して使用する．局所麻酔薬としてのリドカインの極量は5 mg/kgである．キシロカインビスカス2%には20 mg/mLのリドカインが含まれており，0.25mL/kgを超えての処方は行わない．
- ゾビラックスの有効成分はアシクロビルであり，ウイルスDNAポリメラーゼを阻害することによってHerpes simplex virus, Varicella-zoster virusに対して抗ウイルス作用を示す．痛みが強く，経口摂取が不良なヘルペス性歯肉口内炎に対し，発症早期(3〜4日以内)に内服を開始すると口腔病変の早期改善が得られる．
- フロリードの有効成分はミコナゾールであり，ジフルカンの有効成分はフルコナゾールであり，ともにカンジダ属に活性を有する抗真菌薬である．

薬剤の解説

1) ケナログ口腔用軟膏 0.1%(2/5 g) ブリストル・マイヤーズ
2) アフタッチ口腔用貼付剤(25 μg) 帝人ファーマ

種類	口腔用軟膏・貼付剤
適応	慢性剝離性歯肉炎，難治性口内炎，アフタ性口内炎
副作用	口腔内の感染症(鵞口瘡)，過敏症，口腔内のしびれや味覚異常

3) キシロカインビスカス2% アスペンジャパン

種類	経口表面麻酔薬
適応	口腔内，喉頭，食道，胃部の表面麻酔
副作用	ショック，意識障害，振戦，けいれん，中枢神経症状(眠

気，不安，興奮など），消化器症状（悪心，嘔吐など）
- 注意 幼児では麻酔効果の把握が困難なため，過量投与から中毒症状を起こしやすく注意が必要である．

4）ゾビラックス顆粒 40% gsk

- 種類 抗ウイルス薬
- 適応 単純疱疹，帯状疱疹，水痘瘡
- 副作用 アナフィラキシー，急性腎不全，皮膚粘膜眼症候群，肝機能検査値異常，消化器症状（下痢，悪心，嘔吐，胃不快感など）

5）フロリードゲル経口用 2% 持田製薬-昭和薬品化工

- 種類 抗真菌薬
- 適応 口腔カンジダ症，食道カンジダ症
- 副作用 発疹，消化器症状（悪心，嘔吐），肝機能検査値異常，口腔内の疼痛・違和感，味覚異常

6）ジフルカンドライシロップ ファイザー

- 種類 抗真菌薬
- 適応 カンジダ属，クリプトコッカス属による呼吸器，消化管，尿路感染症
- 副作用 アナフィラキシー，急性腎不全，皮膚粘膜眼症候群，肝機能検査値異常，消化器症状（下痢，悪心，嘔吐，胃不快感など）

ここでアドバイス

口内炎を発症した乳幼児は痛みのため開口を嫌がり，軟膏の塗布はできないことが多い．アフタ性口内炎であれば自然に軽快することが多いことを説明し，固い食べ物を避けて，刺激の少ない食事指導も併せて行う．

鵞口瘡の軽症例に対しては抗真菌薬の投与は必要なく，口に持っていく用品（例えば乳首やおしゃぶり）をしっかり滅菌，消毒するように指導を行う．

59 おむつ皮膚炎

　おむつ皮膚炎は，汗や尿，軟便や下痢などの刺激によって，おむつで覆われた皮膚に発赤や皮膚の落屑を認める皮膚炎を指す．湿潤した環境下において，皮膚は物理的(清拭やおむつ自体)，化学的(尿素，アンモニア，酵素など)な刺激の影響を受けやすくなり，刺激性物質の透過性が亢進する．また糞便中の酵素が尿と混ざることにより皮膚表面はアルカリ性に傾き，さらに刺激を受けやすくなり，これらの刺激によって炎症が起こり，おむつ皮膚炎が発症する．また湿潤した環境は *Candida albicans* の増殖を容易にするため，乳児寄生菌性紅斑(カンジダ皮膚炎)を発症することがある．

　治療において最も重要なことは，こまめにおむつを交換することである．こまめなおむつ交換は尿・便の付着による化学的な刺激を軽減させ，湿潤環境による皮膚のバリア機能低下を回避することにつながる．また排尿・排便後の清拭を行う際，乾燥した布などでこすり取るように拭き取ると皮膚炎が悪化するため，濡らした柔らかいガーゼなどでこすらないように気を付けながら，汚れをぬぐい取る．排便後は，可能な限りシャワーなどで優しく洗い流し，柔らかいガーゼなどを優しく押し当て，水分を吸収する．清拭・洗浄後は皮脂が減少しているため，毎回油脂性軟膏を厚く塗布する．軽度の紅斑に対しては亜鉛華単軟膏を塗布するが，炎症が強い場合は短期間のみマイルドクラスのステロイド外用薬を塗布する．

　乳児寄生菌性紅斑(カンジダ皮膚炎)は紅斑と正常皮膚の境界がはっきりしており，周囲に小水疱や輪状の薄い鱗屑を認める場合に疑い，ステロイド外用薬を使用している場合，使用を中止し抗真菌薬を塗布する．

処方例

I　保湿剤(油脂性軟膏)

処方1	白色ワセリン	おむつ交換時，たっぷりと塗布
処方2	プロペト	おむつ交換時，たっぷりと塗布

II 抗炎症薬

軽症

| 処方3 | 亜鉛華(10%)単軟膏「ホエイ」 | おむつ交換時 |

中等症

| 処方4 | キンダベート軟膏 0.05%(5/10 g) | 1日2〜3回 |

III 抗真菌薬

| 処方5 | フロリードDクリーム 1%(10 g) | おむつ交換時 |
| 処方6 | エンペシドクリーム 1%(10 g) | おむつ交換時 |

処方の解説

- 白色ワセリンもプロペトも油脂性軟膏であり，厚めに塗布することで尿や便が直接皮膚に付着することを防ぎ，皮膚を保護する．プロペトは白色ワセリンの規格に適合しており，また白色ワセリンより柔らかく，粘り気も少ないため，塗り延ばしやすい．
- 紅斑に対しては，炎症が軽い場合は亜鉛華単軟膏，炎症が強い場合はステロイド外用薬を選択する．亜鉛華単軟膏の有効成分は酸化亜鉛であり，非ステロイド性の抗炎症薬として用いることができ，また免疫を低下させることはないためカンジダ皮膚炎のリスクにはならない．
- フロリードの有効成分はミコナゾールであり，エンペシドの有効成分はクロトリマゾールであり，ともにカンジダ属に活性を有する抗真菌薬である．

薬剤の解説

1) 白色ワセリン 日興製薬 - 丸石製薬
2) プロペト 丸石製薬

- **種類** 眼科用・一般軟膏基材
- **適応** 皮膚保護剤
- **副作用** 接触性皮膚炎

3) 亜鉛華(10%)単軟膏「ホエイ」 マイラン - ファイザー

- **種類** 外用局所収れん剤
- **適応** 湿疹，皮膚炎，咳嗽，熱傷，凍傷，肛門瘙痒症，白癬などの収れん・消炎・保護・緩和な防腐，皮膚疾患によるびらん・潰瘍・湿潤面
- **副作用** 接触性皮膚炎

4）キンダベート軟膏 0.05%（5/10 g） gsk

- **種類** 外用合成副腎皮質ホルモン薬
- **適応** 湿疹，皮膚炎，アトピー性皮膚炎
- **副作用** 乳児寄生菌性紅斑（カンジダ皮膚炎），伝染性膿痂疹，毛嚢炎，接触性皮膚炎，眼瞼皮膚への使用で眼圧亢進や緑内障，瘙痒，ステロイド痤瘡

5）フロリード D クリーム 1%（10 g） 持田製薬

- **種類** 抗真菌薬
- **適応** 皮膚カンジダ症，白癬，癜風
- **副作用** 接触性皮膚炎，皮膚の紅斑・瘙痒感・刺激感など

6）エンペシドクリーム 1%（10 g） バイエル薬品

- **種類** 抗真菌薬
- **適応** 皮膚カンジダ症，白癬，癜風
- **副作用** 接触性皮膚炎，皮膚の紅斑・瘙痒感・刺激感など

> **ここでアドバイス**
> おむつ皮膚炎の症状は薬剤（ステロイドや亜鉛華単軟膏）の塗布のみでは改善しないため，必ず保護者に皮膚の乾燥，保護のための軟膏の塗布，正しい清拭の方法，おむつ交換の重要性などを指導する．まとめるとABCDE(Air, Barrier, Cleansing, Diaper, Education)となる．また下痢が持続している場合，なかなか症状の改善が得られないため，下痢の原因に対して適切に対応することも重要である．

60 伝染性膿痂疹

　伝染性膿痂疹は表皮の細菌感染症であり，「とびひ(飛び火)」の俗称のごとく，伝染性が強く容易に病変が拡大する．正常な皮膚に感染が成立し発症することもあるが，多くは汗疹，虫刺症，湿疹など皮膚のバリア機能が低下した部位に細菌が二次感染し発症する．皮膚病変の性状から，水疱性膿痂疹と非水疱性(痂皮性)膿痂疹に大別できる．水疱性膿痂疹の起因菌は表皮剝離毒素(exfoliative toxin)を産生する *Staphylococcus aureus* であり，皮疹は顔面，体幹，臀部に発症する．水疱は容易に破れるが，非水疱性膿痂疹のように厚い痂皮は伴わずびらんを形成する．非水疱性膿痂疹は *Streptococcus pyogenes*(GABHS)感染によると考えられていたが，*S. aureus* が優位に検出されるとの報告もあり，どちらも起因菌として考慮する必要がある．皮疹は典型的には顔面や四肢の傷ついた皮膚に発症し，被膜の薄い水疱が容易に破れ表面を蜂蜜様の痂皮が覆うようになる．手指や洋服，タオルなどによって容易に伝播する．

　治療の基本は抗菌薬の投与であるが，病変が局所にとどまる軽症例に対しては局所への抗菌薬軟膏で対応し，病変が進展拡大し，全身症状を認める場合には経口抗菌薬にて治療を行う．*S. aureus* は MSSA(メチシリン感受性黄色ブドウ球菌)，MRSA(メチシリン耐性黄色ブドウ球菌)の可能性があるが，症状が重篤ではない場合には MSSA および GABHS を考慮して抗菌薬の選択を行う．治療開始後，1週間以内に十分な症状の改善が得られなければ MRSA を考慮し，培養を採取したうえ，地域で分離される MRSA の感受性を参考に抗菌薬を選択する．

処方例

外用抗菌薬

処方1	フシジンレオ軟膏 2%(10/50 g)	1日3回塗布
処方2	アクアチムクリーム 1%(10/100 g)	1日2回塗布

内服抗菌薬

処方3	**ケフレックスシロップ用細粒200** 25〜50 mg/kg/日(成分量として) 分4 7日間
処方4	**ケフラール細粒小児用(100 mg)** 20〜40 mg/kg/日(成分量として) 分3 7日間

MRSAの可能性が高い場合

処方5	**バクタ配合顆粒** 8〜12 mg/kg/日(トリメトプリム換算の成分量として) (製剤量：0.1〜0.15 g/kg/日) 分2
処方6	**ダラシンカプセル(75/150 mg)** 15 mg/kg/日(成分量として) 分3 必要時脱カプセルする

処方の解説

- フシジンレオ軟膏の有効成分はフシジン酸であり，元々は *S. aureus* や *S. pyogenes* に対して感受性を有する抗菌薬である．近年，フシジン酸に対する耐性菌も認められるようになっている．
- アクアチム軟膏の有効成分はニューキノロン系のナジフロキサシンであり，経口薬は存在しない．感受性を有する *S. aureus* に対して有効である．
- ケフレックスの有効成分は第一世代セファロスポリン薬のセファレキシンであり，MSSAおよびGABHSに対して十分な抗菌活性を有する．またケフラールの有効成分も第一世代(第二世代との記載もある)セファロスポリン薬のセファクロルであり，セファレキシン同様にMSSAおよびGABHSに対して十分な抗菌活性を有する．
- ダラシンの有効成分はクリンダマイシンである．MRSAがクリンダマイシンに感受性を示しエリスロマイシンに耐性を示す場合，Dテストでクリンダマイシンへの耐性誘導の有無を確認したうえで投与の可否を判断する．また，わが国にはシロップ剤が存在しないため，脱カプセルして投与することになるが，非常に苦いことに留意する．

薬剤の解説

1) フシジンレオ軟膏 2% (10/50 g) 第一三共

- **種類** 外用抗菌薬
- **適応** 感受性を有するブドウ球菌属による皮膚感染症
- **副作用** 接触性皮膚炎，発疹，皮膚の疼痛・刺激感

2）アクアチムクリーム 1%（10/100 g） 大塚製薬

- 種類 外用抗菌薬
- 適応 感受性を有するブドウ球菌属，アクネ菌による皮膚感染症
- 副作用 接触性皮膚炎，発疹，皮膚の発赤・瘙痒感・刺激感

3）ケフレックスシロップ用細粒 200 塩野義製薬 – 共和薬品工業

- 種類 経口抗菌薬
- 適応 感受性菌による皮膚感染症，呼吸器感染症，尿路感染症など
- 副作用 アナフィラキシー，間質性腎炎，皮膚粘膜眼症候群，肝機能検査値異常，消化器症状（悪心，嘔吐，下痢など）

4）ケフラール細粒小児用（100 mg） 塩野義製薬 – 共和薬品工業

- 種類 経口抗菌薬
- 適応 感受性菌による皮膚感染症，呼吸器感染症，尿路感染症など
- 副作用 アナフィラキシー，急性腎不全，皮膚粘膜症候群，肝機能検査値異常，消化器症状（悪心，嘔吐，下痢など）

5）バクタ配合顆粒 塩野義製薬

- 種類 経口抗菌薬
- 適応 感受性菌による呼吸器感染症，尿路感染症，感染性腸炎，ニューモシスチス肺炎の治療および発症予防
- 注意 低出生体重児，新生児への投与は避ける
- 副作用 アナフィラキシー，再生不良性貧血，皮膚粘膜眼症候群，薬剤性過敏症症候群，肝機能検査値異常，血液症状（顆粒球減少，血小板減少），消化器症状（悪心，嘔吐，下痢，食欲不振など）

6）ダラシンカプセル（75/150 mg） ファイザー

- 種類 経口抗菌薬
- 適応 感受性菌による皮膚感染症，呼吸器感染症など
- 副作用 アナフィラキシー，偽膜性大腸炎，皮膚粘膜眼症候群，薬剤性過敏症症候群，肝機能検査値異常，消化器症状（悪心，嘔吐，下痢など），DRESS 症候群

ここでアドバイス

MSSA に対応するには第一世代セファロスポリン薬で必要十分であり，第三世代セファロスポリン薬（メイアクトやフロモックス，セフゾン）や経口カルバペネム（オラペネム）の適応はない．病変部をしっかりと泡立てた石鹸で洗浄することは菌量の低下にもつながるため，全身状態がゆるせば入浴を指示する．

61 伝染性軟属腫

　伝染性軟属腫は二本鎖 DNA ウイルスのポックスウイルス（pox virus）科に属する伝染性軟属腫ウイルス（MOCV）に感染することにより発症する．ヒトからヒトへの感染は直接の接触による感染がほとんどである．ウイルスは皮膚の小さな傷より侵入する．侵入したウイルスは毛包漏斗部の上皮細胞の基底細胞に感染する．潜伏期は 2〜8 週とされるが，6〜18 ヶ月と長期にわたるという報告もある．

　大きさは 2〜5 mm の小丘疹で白色から肉色調を呈し中央に臍窩をもつ．肉眼的に，ケラチン角化物の増加により白色で光沢をもって瑞々しく見えるため，「みずいぼ」と呼ばれる．このように，診断は独特な形状より困難ではない．罹患率は不明な点が多いが，英国での年間罹患率が人口 10 万対 261 人，オランダで 15 歳までに 17％が罹患，米国では伝染性軟属腫で年間 28 万人が通院，全世界では小児の 5〜7.5％が罹患，などの報告がある．気候との関係として，熱帯地方，例えばコンゴ，フィジー，パプアニューギニアでは小児の 20％程度と罹患率が高い．日本人は欧米人より罹患率が低いとの報告もある．伝染性軟属腫は発症より 6〜9 ヶ月で 94.5％以内に治癒するという報告もあるように，自然治癒傾向があり，現在のところ，治療ガイドラインは存在しない．まず，自然消褪を待つか，治療介入するかという問題がある．前者の考え方の根拠としては，前述のように自然治癒するものであること，いわゆる「みずいぼとり」が痛みを伴い，精神的・肉体的苦痛を与えたり，瘢痕を残したりする可能性があることである．後者の考え方としては，他人への感染源となる可能性，アトピー性皮膚炎や乾燥肌の児では治癒しにくいことなどがある．

　内科的療法としてはヨクイニンの内服がある．ここではリドカインテープとヨクイニンについて述べる．

処方例

積極的摘除の疼痛緩和

処方 1	ペンレステープ（18 mg）	2 枚
	摘除の約 1 時間前に患部に応じた適切な大きさに切って貼付する	

自然消褪促進

処方2	ヨクイニンエキス散「コタロー」			
		1歳	1日0.8～1.5g	分2～3
		3歳	1日1.0～2.0g	分2～3
		7.5歳	1日1.5～3.0g	分2～3
				(製剤量として)

処方の解説

- ペンレステープ(18 mg)は処置のみで保険適用が認められており，院外処方ができない(当院では処置伝票で請求し，皮膚科外来で貼付している).
- ヨクイニンエキスは伝染性軟属腫には効能は認められていないが，経験的に用いられている．

薬剤の解説

1) ペンレステープ(18 mg/30.5 mm × 50.0 mm/枚) 日東電工‐マルホ

- **効能** 伝染性軟属腫摘除時の疼痛緩和
- **用法** 小児には本剤1回2枚までを，伝染性軟属腫摘除予定部位に約1時間貼付する．
- **副作用** 発赤，掻痒，接触性皮膚炎

2) ヨクイニンエキス散「コタロー」 小太郎漢方製薬

- **適応** 尋常性疣贅
- **注意** 発疹，発赤，掻痒などの症状が現れたら使用中止

ここでアドバイス

皮膚のみに限局し，重大な合併症のないこと，自然治癒傾向などについて説明する．社会的要請，児の環境，保護者の希望などで治療が選択されれば，積極的に摘除する治療としてトラコーマ鑷子などによる搔爬，液体窒素による凍結手術，レーザー療法，電気焼灼などがある．これらの場合，痛みを伴うためリドカインテープを事前に使用することがある．消極的に摘除する治療としてスピール膏(サリチル酸絆創膏)貼布，40%硝酸銀ペースト，トリクロロ酢酸，イミキモドクリームといった外用薬を使用する．これら摘除療法は手技に熟練した皮膚科医に依頼するのがよい．摘除を希望されれば皮膚科を紹介する．プール参加については日本小児皮膚科学会などより「プールの水ではうつりませんので，プールに入っても構いません．ただし，タオル，うき輪，ビート板などを介してうつることがありますからこれらを共用することはできるだけ避けてください」という統一見解が2015(平成27)年5月に出されている．

62 アタマジラミ

　昆虫綱咀顎目シラミ亜目は現在約1,000種が知られており，全種が血液や体液を吸う寄生昆虫である．アタマジラミ（*Pediculus humanus capitis*, head louse）は，これらに属する昆虫の一種である．本症はわが国ではアタマを接触させて遊ぶことの多い幼児や小学生が約9割を占める．頭髪の長い女児に多い傾向があるという報告もあり，クシや髪飾りの貸し借りが原因とされる．成虫の大きさは2～3 mm程度でゴマ粒大と表現され，色は黄褐色～灰白色である．卵は後耳介部と後頭部に多く認められ，大きさは1～1.5 mmで，産卵時に頭髪根部から4 mm以内の高さにニカワ様の物質で固着される．

　ヒトの体温により，多くは8～9日で孵化する．孵化後，9～12日間の間に3段階の幼虫期を経て成虫になる．雌の成虫はその約1.5日後から，卵を産み始める．1日に約10個程度，総数で約100個の卵を産むとされる．雌の成虫は3～4週間の寿命であり，前述の孵化から成虫までと産卵のサイクルが，約3週間ごとに繰り返されることになる．後述の殺シラミ剤は卵には作用しないため，このサイクルの存在が複数回の使用が求められる根拠である．

　ヒト孵化前の卵はeggと呼ばれ，頭髪の色が保護色的に働き発見しにくい．孵化後の空っぽの虫卵はnitと呼ばれ，白っぽく見える．頭髪が1日約0.5 mm伸びるために，nitは頭髪根部より10 mm以上離れており発見されやすい．アタマジラミは幼虫，成虫ともに吸血する．血管拡張作用と抗凝固作用をもつ唾液を頭皮内に注入し，数時間ごとに少量の血液を吸う．本症の主な症状である，強烈な頭の痒みは，本虫の唾液に対して感作されるためと考えられており，初回の寄生成立後4～6週を要するといわれる．そのため，痒みがない本症の存在にも留意する．治療（駆除）はすべての成虫，幼虫を頭部から排除することである．「対応マニュアル」的なものはあるが，治療のガイドラインは存在しない．本症の診断がついたら，大きく分けて2つの治療方法がある．物理的にアタマジラミ駆除用のクシを用いる方法と，シラミ駆除剤を使用する方法である（ここでアドバイス参照）．

薬剤の解説

スミスリンパウダー 30 g は 1 g 中にフェノトリンを 4 mg，スミスリン L シャンプータイプ 80 mL は 1 mL 中にフェノトリンを 4 mg 含有する．フェノトリンを含むピレスロイド系化合物は，神経細胞の Na^+ チャネルに作用し，脱分極あるいは神経伝導を遮断することで殺虫作用を示すとされている．

スミスリンパウダー 30 g，スミスリン L シャンプータイプ (80 mL)
大日本除虫菊

- **適応** シラミ駆除
- **禁忌** 頭皮に湿疹，かぶれなどある場合．頭髪の洗浄には使用しない．
- **副作用** 皮膚の発疹・発赤，痒み，かぶれ
- **注意** 人体露出部に使用しない．目，耳，鼻，口に入らないように注意

ここでアドバイス

診断は nit を見つけるのが最も容易．診断がついたら，保護者に同居者の頭髪の観察の必要性と「衛生状態を示すものではないこと，病気を媒介しないこと」を告げる．処方薬はないため，下記の方法があることを説明する．必ず，確実に駆除ができたことを確認する．

(1) 駆除専用のクシを用いる方法

ニットピッカーフリーコーム（ソルドジャパン）は 33 本のステンレス極細歯がシラミの成虫や卵を逃さないように，しかも乾いた髪に引っ掛かりにくいように工夫されている．使用法の原法は，浴室外で「髪の毛は乾いたままで」使用するとされているが，実際には浴室で洗髪後に，コンディショナーなどとともに使用されたり，シラミ駆除剤と併用されることもある．

(2) シラミ駆除剤を使用する方法

スミスリンパウダー，スミスリン L シャンプータイプを用いる．両剤とも薬局で購入できる．スミスリンパウダーは 1 回 7 g 程度を頭髪にふりかけ，クシなどで全体にいきわたらせて 1 時間待つ．その際，シャワーキャップなどを被り目，耳，口，鼻などに入らないように注意する．その後，洗髪して薬剤を洗い流す．シャンプーは 1 回量として 10〜20 mL であらかじめ濡らしてあった頭にふりかけ頭髪および頭皮に均等にいきわたらせて泡立てる．その後，目，耳，口，鼻などに入らないように頭にタオルを巻くなどして 5 分間待つ．その後，パウダーと同様にしっかり洗い流す．パウダー・シャンプーともにこの操作を 3 日に 1 度，3〜4 回繰り返す．これでシラミが卵から孵化する期間をカバーできる．

63 やけど・日焼け

　熱傷はありふれた皮膚外傷の1つであり，II度熱傷の受傷範囲15％未満，III度熱傷の受傷範囲2％未満までの軽症例は局所治療のみで治癒するが，それ以上の中等症から重症例では全身管理を必要とし，適切な医療機関に紹介，転院するのが望ましい．

　治療の基本は①異物・壊死組織の除去，②湿潤療法，③外来通院による創傷部位の観察，が基本となり，特に③は感染症の早期発見に必要である．

　日焼けは，紫外線による皮膚障害で，紫外線による皮膚細胞の直接障害だけではなく，多様な炎症メディエータやサイトカインの産生と炎症細胞浸潤も伴うため，治療には冷湿布やステロイド軟膏を使用し，水疱形成が生じた際には熱傷に準じた治療を行う．

処方例

熱傷

処方1	アクアチム軟膏1％(10 g)	1本　1日2回
処方2	フシジンレオ軟膏2％(10 g)	1本　1日2回
処方3	オルセノン軟膏0.25％(30 g)	1本　1日1～2回(肉芽形成期)

日焼け

処方4	キンダベート軟膏0.05％(5 g)	1本　1日1～数回　7日間
処方5	ロコイド軟膏0.1％(5 g)	1本　1日1～数回　7日間
処方6	トプシムスプレー0.0143％(28 g)	1本　1日1～数回　7日間

処方の解説

- 熱傷は，受傷した部位に異物や壊死組織があると創傷治癒を妨げるため，まずは十分に洗浄し除去する．外用薬は湿潤環境を保ち，感染を予防するために抗菌薬配合の軟膏を塗布する．通院にて週に2～3回は上皮化の進み具合と感染の有無を確認し，肉芽が形成されてきたら，処方3に変更してもよい．

- 日焼けは十分な冷罨を行い，熱傷と同様に湿潤環境を保つために軟膏を使用する．受傷早期から始め，1週間軟膏を塗布する．疼痛がひどく，軟膏塗布がどうしても困難なときはスプレータイプのステロイド外用薬を使用する．

薬剤の解説

1) アクアチム軟膏 1%（10g） 大塚製薬
- **種類** ナジフロキサシン配合軟膏
- **適応** 熱傷の二次感染
- **副作用** 皮膚の瘙痒感，刺激感，発赤，潮紅など

2) フシジンレオ軟膏 2%（10g） 第一三共
- **種類** フシジン酸ナトリウム配合軟膏
- **適応** 熱傷の二次感染
- **副作用** 過敏症（発疹）

3) オルセノン軟膏 0.25%（30g） ポーラファルマ‐杏林製薬
- **種類** 褥瘡・皮膚潰瘍治療剤
- **適応** 熱傷潰瘍
- **副作用** 皮膚発赤

4) キンダベート軟膏 0.05%（5g） gsk
- **種類** 外用副腎皮質ホルモン剤（mild）
- **適応** 皮膚炎
- **副作用** 瘙痒感，毛嚢炎，癤，刺激感など

5) ロコイド軟膏 0.1%（5g） 鳥居薬品
- **種類** 外用副腎皮質ホルモン剤（mild）
- **適応** 皮膚炎
- **副作用** 皮膚炎，乾皮様皮膚炎，痤瘡様疹

6) トプシムスプレー 0.0143%（28g） 田辺三菱製薬
- **種類** 外用副腎皮質ホルモン剤（very strong）
- **適応** 日光皮膚炎
- **副作用** 眼瞼皮膚への使用で眼圧亢進，緑内障を起こすことがあるので注意すること．皮膚の感染症，痤瘡疹，過敏症など

ここでアドバイス

滲出液のコントロールと肉芽形成を促すためのドレッシング材が，一般用医薬品として薬局で購入できるようになり，自宅で処置もできるようになった．そのため，外来通院がおろそかになり，感染症合併の発見が遅れることもあるので，外来通院の必要性を十分に説明する必要がある．

64 痤瘡

　面皰は脂腺性毛包において，皮脂の分泌が増加し，毛包漏斗部の角化亢進により，皮脂の毛包内貯留をきたした状態で，痤瘡は面皰を初発疹とする慢性炎症性疾患である．炎症性皮疹は痤瘡にみられる紅色丘疹と膿疱で，起因菌としては痤瘡桿菌（P. acnes）が挙げられる．

　尋常性痤瘡は，思春期以降に発症，重症化することが多い．基本的な治療は洗顔と外用薬で，ディフェリンゲル，ベピオゲルの登場により，尋常性痤瘡の治療は劇的に改善している．

処方例

面皰（12歳以上）

処方1	ディフェリンゲル 0.1%（15 g） 1本　1日1回　洗顔後（就寝前）　12週間
処方2	ベピオゲル 2.5%（15 g）　　1本　1日1回　洗顔後　12週間

炎症性丘疹

処方3	ダラシンTローション 1%（20 mL），ゲル 1%（10 g） 1本　1日2回　洗顔後　8〜12週まで
処方4	アクアチムクリーム 0.1%（10 g）　1本　1日2回　洗顔後

重症感染例

処方5	ルリッド錠（150 mg）　2錠　分2　8週間
処方6	ファロムドライシロップ小児用 10% 15 mg/kg/日（成分量として）　分3　8週間

処方の解説

- 12歳未満では，炎症性丘疹があるときに抗菌薬配合の外用薬を処方する．
- 12歳以上では，ディフェリンゲル，ベピオゲルが治療の中心となってきており，特にベピオゲルの過酸化ベンゾイルには抗菌作用もあり，炎症性丘疹にも対応できる．
- 炎症性丘疹が多発している重症例では抗菌薬を使用するが長期の内服が必要である．ミノマイシン，ビブラマイシンが P. acnes に対しよく効くが，保険適用がなく，保険適用があるルリッド，

ファロムを使用する.
- 抗菌薬配合の外用薬や,抗菌薬内服は,耐性菌の問題もあり,症状消褪とともに終了し,漫然と長期投与をせず,外来で痤瘡の状態を常に確認しながら治療する.

薬剤の解説

1)ディフェリンゲル 0.1%(15 g) ガルデルマ−マルホ
- 種類 尋常性痤瘡治療薬
- 適応 尋常性痤瘡
- 副作用 皮膚乾燥,灼熱感,痒みなどの不快感
- 注意 就寝前使用.3ヶ月使用し症状改善ないときは中止.12歳未満に保険適用なし.

2)ベピオゲル 2.5%(15 g) マルホ
- 種類 尋常性痤瘡治療薬
- 適応 尋常性痤瘡
- 副作用 塗布部の刺激感,乾燥,日光過敏
- 注意 日光への曝露は最小限にすること.12歳未満に保険適用なし.

3)ダラシンTローション 1%(20 mL),ゲル 1%(10 g) 佐藤製薬
- 種類 クリンダマイシン配合軟膏
- 適応 痤瘡(化膿性炎症を伴うもの)
- 副作用 皮膚の瘙痒,発赤など
- 注意 4週間使用し,効果がないときは中止

4)アクアチムクリーム 1%(10 g) 大塚製薬
- 種類 ナジフロキサシン配合軟膏
- 適応 尋常性痤瘡(多発性炎症性皮疹を伴うもの)
- 副作用 63 1)アクアチム軟膏と同様
- 注意 4週間使用しても改善ないときは中止

5)ルリッド錠(150 mg) サノフィ
- 種類 マクロライド系抗菌薬
- 適応 痤瘡(化膿性炎症を伴うもの)
- 副作用 ショック,アナフィラキシー,肝機能上昇,好酸球増多

6)ファロムドライシロップ小児用 10% マルホ
- 種類 ペネム系抗菌薬
- 適応 痤瘡(化膿性炎症を伴うもの)
- 副作用 ショック,アナフィラキシー,急性腎不全

ここでアドバイス

12歳を前後に治療が大きく変わり，12歳未満の尋常性痤瘡に使用できる外用薬は，抗菌薬配合の外用薬のみとなる．尋常性痤瘡は学校でのいじめの対象となることも多く，年齢をみながら適切な外来治療を行う必要がある．

65 水痘

水痘は水痘帯状疱疹ウイルス(VZV)感染の初感染として発症する.

発熱に続き発疹が出現し,紅斑から丘疹,小水疱へと進展する.皮膚病変が混在するのが特徴的である.主に体幹部に分布し,急速に増加する.

水痘ワクチン接種後でもブレイクスルー水痘として発症する場合がある.症状が軽微であり鑑別が困難ではあるが,感染性もあるため注意が必要である.

治療は抗ウイルス薬であるアシクロビルが安全性および効果が確認されている.基礎疾患のない小児に対する投与に関しては議論のあるところだが,コストおよび合併症とのリスク&ベネフィットを考慮する.

処方例

処方1	ゾビラックス顆粒40%	80 mg/kg/日(成分量として)	分4 5日間
処方2	バルトレックス顆粒50%	75 mg/kg/日(成分量として)	分3 5日間

処方の解説

- 投与開始は発疹出現後24時間以内が望ましく,72時間以上経過した場合の臨床効果は疑わしい.
- 経静脈投与は重症例や易感染性宿主が適応である.
- プロドラッグであるバラシクロビルは,経口吸収性が高く,少ない投与回数が可能である.

薬剤の解説

1) **ゾビラックス顆粒40%** gsk
   バルトレックス顆粒50% gsk

- **種類** 抗ヘルペスウイルス薬
- **適応** 水痘,帯状疱疹,単純疱疹,造血幹細胞移植における単純ヘルペス発症抑制,性器ヘルペスの再発抑制
- **禁忌** 抗ヘルペスウイルス薬過敏症

副作用 汎血球減少，肝機能障害

ここでアドバイス

ブドウ球菌およびレンサ球菌による皮膚二次感染が発生する可能性がある．再発熱および局所紅斑の増悪，熱感などがあった場合には局所もしくは全身抗菌薬の適応となる．水痘は重症侵襲性感染のリスク因子であることを忘れてはならない．

66 帯状疱疹

帯状疱疹は，水痘帯状疱疹ウイルス(VZV)が潜伏状態から再活性化を起こすと発症するため，小児期の発症は稀である．健康な小児では，胎生期または1歳未満で水痘を罹患した児が発症のリスクである．成人に比して症状は軽いが，免疫抑制状態の児は注意が必要である．隣接する2つの皮膚分節に集簇する小水疱として出現し，数日にわたり新たな病変が生じ1～2週間以内に完全に治癒する．神経症状も軽微な場合が多い．治療は症状にもよるが，抗ウイルス薬であるアシクロビルは罹病期間を短縮する．

処方例

処方1	ゾビラックス顆粒40%	80 mg/kg/日(成分量として)	分4	5日間
処方2	バルトレックス顆粒50%	75 mg/kg/日(成分量として)	分3	5日間

処方の解説

- 発疹が出現してから早期が望ましく，72時間以上経過した場合の効果は限定的である．
- 易感染性小児では播種性感染することがあり致命的である．その際の治療はアシクロビルの経静脈投与である．

薬剤の解説

1) ゾビラックス顆粒40% gsk
バルトレックス顆粒50% gsk

- **種類** 抗ヘルペスウイルス薬
- **適応** 水痘，帯状疱疹，単純疱疹，造血幹細胞移植における単純ヘルペス発症抑制，性器ヘルペスの再発抑制
- **禁忌** 抗ヘルペスウイルス薬過敏症
- **副作用** 汎血球減少，肝機能障害

ここでアドバイス

局所の帯状疱疹は接触感染対策が可能であるが，播種性の場合には空気感染予防が必要であり，注意を要する．

67 結膜炎

　結膜炎では眼脂・充血・流涙を認め，特に乳幼児では頻度が高い．感染性の細菌性，ウイルス性と，非感染性のアレルギー性に大別される．

　細菌性結膜炎では黄色膿性の眼脂を認める．インフルエンザ菌，肺炎球菌，ブドウ球菌，クラミジア・淋菌(新生児)などが原因となる．

　ウイルス性結膜炎の眼脂は漿液性のことが多い．アデノウイルス3，4，7型による高熱と咽頭炎を伴う咽頭結膜熱(PCF，プール熱)，アデノウイルス8，19，34型による伝染力の強い流行性角結膜炎(EKC)，エンテロウイルス70型・コクサッキーA24型による急性出血性結膜炎(AHC)，単純ヘルペス1型によるヘルペス性結膜炎などがある．

　アレルギー性結膜炎はアレルギー性鼻炎に合併することが多く，瘙痒感を伴い粘液性眼脂がみられる．結膜の増殖性変化を伴う場合には春季カタルといわれる．

処方例

細菌性結膜炎

処方1	オゼックス点眼液 0.3%(5 mL)		1本　1日3回
処方2	クラビット点眼液 0.5%(5 mL)		1本　1日3回
処方3	エコリシン眼軟膏(3.5 g)	1本　1日数回(クラミジア結膜炎)	

ウイルス性結膜炎

処方1	アズレン点眼液 0.02%(5 mL)		1本　1日3〜5回
処方2	クラビット点眼液 0.5%(5 mL)	1本　1日3回(細菌混合感染対策)	
処方3	ゾビラックス眼軟膏 3%(5 g)	1本　1日5回(ヘルペス性結膜炎)	

アレルギー性結膜炎

処方1	インタール点眼液 2%(5 mL)	1本　1日4回
処方2	ザジテン点眼液 0.05%(5 mL)	1本　1日4回

処方の解説

- 細菌性結膜炎には抗菌薬を使用する．
- ウイルス性結膜炎にはヘルペス性ではアシクロビルを使用する

が，その他に関しては特異的に有効なものはなく消炎薬の点眼などを行う．細菌の混合感染対策として抗菌点眼薬を使用してもよい．
- アレルギー性結膜炎には抗アレルギー薬の点眼が第一選択となる．重症度に応じてステロイド点眼薬も考慮しその効果は大きいが，眼圧上昇の副作用に注意が必要で眼科からの処方が望ましい．

薬剤の解説

1) オゼックス点眼液 0.3%（5 mL） 富山化学工業 - 大塚製薬
クラビット点眼液 0.5%（5 mL） 参天製薬
- 種類　ニューキノロン系抗菌点眼薬
- 適応　結膜炎，眼瞼炎，涙嚢炎，麦粒腫，角膜炎
- 禁忌　キノロン系薬過敏症
- 副作用　眼刺激感，眼痛，角膜障害

2) エコリシン眼軟膏（3.5 g） 参天製薬
- 種類　マクロライド系抗菌眼軟膏
- 適応　結膜炎，眼瞼炎，涙嚢炎，麦粒腫，角膜炎
- 禁忌　エリスロマイシン，コリスチンに対する過敏症

3) アズレン点眼液 0.02%「わかもと」（5 mL） わかもと製薬
- 種類　非ステロイド抗炎症点眼薬
- 適応　急性・慢性結膜炎，アレルギー性結膜炎，表層角膜炎，強膜炎

4) ゾビラックス眼軟膏 3%（5 g） gsk - 参天製薬
- 種類　アシクロビル眼軟膏
- 適応　単純ヘルペスウイルス性角膜炎
- 禁忌　バラシクロビル過敏症
- 副作用　びまん性表在性角膜炎など

5) インタール点眼液 2%（5 mL） サノフィ
- 種類　抗アレルギー点眼薬
- 適応　アレルギー性結膜炎，春季カタル
- 副作用　眼刺激感，結膜充血，眼瞼炎

6) ザジテン点眼液 0.05%（5 mL） ノバルティス - アルコン
- 種類　抗アレルギー点眼薬
- 適応　アレルギー性結膜炎

ここでアドバイス

乳幼児で結膜炎症状を反復する場合は睫毛内反を疑う．睫毛内反の典型的な症状は流涙や羞明であるが，結膜炎になりやすいのも特徴の1つである．一方，新生児では先天性鼻涙管閉塞症を疑い，抗菌薬点眼と涙嚢(目頭)マッサージで様子をみて改善がなければ眼科にブジーを依頼する．

68 麦粒腫・霰粒腫

　麦粒腫と霰粒腫はともに眼瞼部の炎症性病変であるが，発生場所に違いがあるだけでなく発症原因も異なるので，治療法と予後にも違いがでてくる．

　麦粒腫は眼瞼縁の外分泌腺に生じる急性化膿性炎症である．眼瞼縁の皮脂腺(Zeis腺)，汗腺(Moll腺)，または睫毛の毛囊に生じたものを外麦粒腫，瞼板の皮脂腺(Meibom腺)に生じたものを内麦粒腫とよぶ．膿点が皮膚上にみられれば外麦粒腫で，眼瞼結膜側にみられれば内麦粒腫と診断できる．起因菌として黄色ブドウ球菌，表皮ブドウ球菌が多い．自発痛・圧痛があり，初期には眼瞼のびまん性腫脹・発赤がみられ膿点がはっきりしないことが多いが，数日で膿点がみられるようになる．

　霰粒腫はMeibom腺が閉塞し瞼板内に脂質が貯留し，慢性無菌性肉芽性炎症を起こしたものである．眼瞼に腫瘤があるのを自覚するが，疼痛・眼脂などは通常伴わない．感染を併発し急性炎症を起こしたものが急性霰粒腫で疼痛・眼脂を伴う．急性霰粒腫と内麦粒腫との鑑別は困難である．

処方例

内麦粒腫・急性霰粒腫

処方1	クラビット点眼液 0.5%(5 mL)	1本 1日3回
	メイアクトMS小児用細粒10%	
	9 mg/kg/日(成分量として)	分3 3〜7日間
処方2	オゼックス点眼液 0.3%(5 mL)	1本 1日3回

外麦粒腫

処方1	タリビッド眼軟膏 0.3%(3.5 g)	1本 1日3回
	セフゾン細粒小児用10%	
	9 mg/kg/日(成分量として)	分3 3〜7日間

処方の解説

● 麦粒腫・急性霰粒腫では抗菌薬による薬物治療が第一選択となる．抗菌薬点眼と，炎症の程度に応じて内服も行う．投薬後3日以内を目安に視診で効果判定し，急性期の炎症が治まれば抗菌薬内服は終了する．点眼は状態をみながら2週間程度は継続する．炎

症・腫脹の範囲が拡大，悪化する場合は穿刺・排膿を考慮する．
急性炎症のない通常の霰粒腫は自然治癒することも多く，無治療で経過観察する．進行例は切開摘出やステロイド薬点眼などが選択されるため眼科に紹介する．

薬剤の解説

1) クラビット点眼液 0.5％（5 mL）参天製薬
オゼックス点眼液 0.3％（5 mL）富山化学工業-大塚製薬

- **種類** ニューキノロン系抗菌点眼薬
- **適応** 結膜炎，眼瞼炎，涙嚢炎，麦粒腫，角膜炎
- **禁忌** キノロン系薬過敏症
- **副作用** 眼刺激感，眼痛，角膜障害

2) メイアクト MS 小児用細粒 10％ Meiji Seika ファルマ

- **種類** 経口第三世代セフェム系薬
- **適応** 麦粒腫，涙嚢炎，眼瞼膿瘍，皮膚感染症，扁桃炎，気管支炎，肺炎など
- **注意** 幼児の長期投与で低カルニチン血症に伴う低血糖

3) タリビッド眼軟膏 0.3％（3.5 g）参天製薬

- **種類** ニューキノロン系抗菌眼軟膏
- **適応** 結膜炎，眼瞼炎，涙嚢炎，麦粒腫，角膜炎
- **禁忌** キノロン系過敏症
- **副作用** 眼刺激感，眼瞼瘙痒感

4) セフゾン細粒小児用 10％ アステラス製薬

- **種類** 経口第三世代セフェム系薬
- **適応** 麦粒腫，瞼板腺炎，皮膚感染症，扁桃炎，気管支炎，肺炎など
- **注意** 赤色尿，粉ミルクなど鉄添加製品との併用で赤色便

> **ここでアドバイス**
>
> 点眼薬は小児・成人ともに1回1滴で十分である．複数の点眼薬を使用する場合は5分以上間隔を空ける．
>
> 汚染された点眼容器を介した感染伝播の可能性もあり，家族内での使い回しはしない．
>
> 抗菌薬治療の効果が不十分な場合は服薬コンプライアンスを確認する．乳幼児で暴れてうまく点眼できない場合や，点眼しても涙と一緒に点眼薬が流れてしまう場合は，薬効は期待できない．就寝中に点眼するか，より滞留時間の長い眼軟膏を結膜嚢に点入する．

薬剤索引

商品名は**太字**とする

欧文

A
ABPC/SBT 49
AMPC 22, 25
AMPC/CVA 22, 25, 49
AZM 26

C
CDTR-PI 23, 26
CTRX 23

M
MCT フォーミュラ 56

P
PPSB-HT 184

T
TAZ/PIPC 49
TBPM-PI 23
TFLX 23

和文

あ
アーチスト 122
亜鉛華単軟膏 70, 191
アクアチム 194, 201, 203
アクテムラ 158
アザニン 113
アシクロビル 206, 208
アジスロマイシン 18
アスピリン 161, 170
アズレン 210
アドエア 61
アドシルカ 128
アドナ 167
アドベイト 183
アトモキセチン 94
アピドラ 13
アフタッチ 188
アマリール 139
アマンタジン 19
アモキシシリン 5, 48
アラミスト 64
アルファロール 52, 154
アレグラ 64, 67, 70, 73, 77
アレロック 64, 67
アンカロン 125
アンヒバ 2

い
イーケプラ 80
イトリゾール 172
イナビル 19
イミグラン 86, 89
イムノマックス 172
イロクテイト 185
インクレミン 178
インスリングラルギン BS 139
インタール 60, 67, 210
インデラル 125, 132
イントラリポス 56

う
ヴォリブリス 128
ウリトス 115
ウルソ 51

え
エコリシン 210
エピネフリン 7
エピペン 68, 76
エビリファイ 98
エリスロシン 16, 35, 173
エリスロマイシン 16
エンドキサン 164
エンブレル 159
エンペシド 192

お

オゼックス 11, 14, 23, 35, 210, 213
オセルタミビル 19
オノン 11, 61, 64
オメプラール 36
オラペネム 23
オルセノン 201
オルプロリクス 184, 186

か

ガスター 36, 39, 56, 89
ガスモチン 36
カチーフ 52
カルバゾクロムスルホン酸 167
カロナール 2, 22, 55, 86, 167

き

キシロカイン 188
キプレス 61
強力ネオミノファーゲンシー 73
キンダベート 192, 201

く

クラバモックス 14, 22, 25, 48
クラビット 210, 213
クラフォラン 107
クラブラン酸カリウム 48
クラリス 4, 11, 14, 16, 35, 39, 135
クラリスロマイシン 16
クリスマシン 186
グリセリン浣腸 45
クリンダマイシン 5, 195
グロウジェクト 143
クロスエイト 184
クロトリマゾール 192
クロマイ 118

け

ケイツー 52
ケナログ 188
ケフラール 106, 107, 118, 195
ケフレックス 195
献血ヴェノグロブリン IH 173
ゲンタシン 118

こ

コージネイト 183
コスパノン 55
コペガス 51
コレバイン 148
コンサータ 95
コンファクト 185

さ

ザイザル 67
サイゼン 143
柴苓湯 112
ザジテン 210
ザナミビル 19
サワシリン 22, 25, 35, 39, 118, 134
酸化マグネシウム 42, 45

し

ジアゼパム 83
ジェイゾロフト 97, 101
ジェノトロピン 143
ジゴシン 125
ジスロマック 5, 11, 14, 26, 135
シナール 167
ジフルカン 189
十全大補湯 23, 48
シングレア 11, 61
新レシカルボン 45

す

ステーブラ 115
ストラテラ 95
スミスリン 200

せ

ゼチーア 148
セファクロル 195
セファメジン 135
セファレキシン 195
セフジニル 5
セフゾン 213
セフポドキシム 5
セルセプト 165
セルテクト 70, 73, 77

セ
セレキノン　42
セレスタミン　67
セレニカR　80, 83, 89

そ
ゾシン　48
ゾビラックス　92, 188, 206, 208, 210
ゾフラン　89
ソマトロピン　142
ソマトロピンBS　143
ソリタ　30, 31, 33, 89
ソル・メドロール　113

た
ダイアップ　83
タウリン　51
タガメット　36
タクロリムス　71
タケプロン　36, 39, 56
タフマック　55
タミフル　14, 19
ダラシン　4, 135, 195, 203
タリビッド　213
タンボコール　125

ち
チョコラ　52
チラーヂン　145

て
ディフェリン　203
デカドロン　7
デキサメタゾン　7
テグレトール　80
デスモプレシン　115, 183
テツクール　178
デパケン　80, 83
デパス　86
テレミンソフト　45

と
ドグマチール　98
トプシム　201
トフラニール　42, 115

トラクリア　128
トラネキサム酸　167
トランコロン　42
トランサミン　167
トリエンチン　151
ドルナー　128
トレシーバ　139

な
ナイキサン　158
ナウゼリン　30, 36, 89
ナジフロキサシン　195
ナゾネックス　64

に
乳酸カルシウム水和物　154

の
ノバクト　186
ノベルジン　151
ノボエイト　185
ノボセブン　184
ノボラピッド　139
ノルディトロピン　143

は
バイクロット　186
バイシリン　161
ハイゼントラ　173
排膿散及湯　48
パキシル　97
バクシダール　35
白色ワセリン　70, 191
バクタ　107, 172
パセトシン　11, 14, 22, 25, 107, 118, 161
パタノール　65
バラシクロビル　206
バルトレックス　92, 206, 208
パルミコート　61

ひ
ビオフェルミン　30, 33
ビクシリン　135
ヒューマトロープ　143

ヒューマログ 139
ヒュミラ 159
ヒルドイド 70

ふ
ファイバ 184
ファビピラビル 19
ファロム 203
フェノバール 83, 89
フェロ・グラデュメット 178
フェロミア 178
フオイパン 55
フシジンレオ 194, 201
フシジン酸 195
ブスコパン 42, 55
ブデソニド 7
フラジール 39
プリンペラン 30, 90
フルコナゾール 189
プルゼニド 45
フルタイド 61
ブルフェン 86, 164
プレディニン 113, 164, 165
プレドニゾロン 7
プレドニゾロン 60, 92, 109, 113, 158, 161, 164, 167, 180
プレドニン 168
ブロプレス 122
プロペト 191
フロリード 189, 192

へ
ペガシス 51
ペグイントロン 51
ベシケア 115
ペニシラミン 151
ベネフィクス 186
ベピオ 203
ベラチン 11, 14
ベラプロスト 128
ペラミビル 19
ペルサンチン 113
ベンジルペニシリンベンザチン 161
ペントシリン 107

ペンレス 197

ほ
ボアラ 70
ホクナリン 11, 60
ホスホマイシン 34
ホスミシン 33
ボスミン 7, 68
ホスリボン 154
ポララミン 73
ポリフル 42

ま
マイスリー 101
麻黄湯 20
マクサルト 86
マクトンパウダー 56
マルツエキス 45

み
ミコナゾール 189, 192
ミコフェノール酸モフェチル 165
ミゾリビン 165
ミニリンメルト 115
ミノマイシン 11, 14
ミヤBM 30, 33, 42

む
ムコスタ 39
ムコソルバン 11, 25
ムコダイン 11, 14, 16, 25, 60

め
メイアクト 14, 23, 26, 35, 106, 213
メキシチール 125
メタライト 151
メタルカプターゼ 151
メチコバール 92
メチルフェニデート 94
メトトレキサート 159, 165
メトリジン 131
メバロチン 148
メプチン 60, 68, 76

メルカゾール 146

も
モニラック 45

ゆ
ユナシン 48
ユベラ 52

よ
ヨクイニン 198

ら
ラキソベロン 45
ラックビー 30, 33
ラニナミビル 19
ラピアクタ 19
ラミクタール 80
ラモセトロン塩酸塩 43

り
リウマトレックス 158, 164, 165
リシノプリル 113
リスパダール 101
リズミック 132
リスモダン 125
リツキサン 164
リドカイン 197
リドメックス 70
リパクレオン 55

リバビリン 51
リバロ 148
リピトール 148
リレンザ 19
リンデロン 118

る
ルボックス 98
ルリッド 203

れ
レクサプロ 101
レスタミン 68, 73
レニベース 122
レバチオ 128
レベトール 51
レベミル 139

ろ
ロカルトロール 154
ロコイド 70, 201
ロセフィン 23, 107
ロゼレム 132
ロペミン 42
ロンゲス 112, 113

わ
ワーファリン 113, 170
ワイドシリン 4
ワソラン 125

事項索引

数字・欧文

数字
5-HT$_3$ 受容体拮抗型制吐剤　90

ギリシャ
β 遮断薬　122
β-ラクタマーゼ産生アンピシリン耐性インフルエンザ菌　26
β_2 刺激薬　76

A
ACE 阻害薬（ACE-I）　122
ADHD　94
ALTE　36
ARB　122
ASD　94

B
B 型慢性肝炎　51
Bell 麻痺　92

C
C 型慢性肝炎　51
Crohn 病　39

D
DDAVP 療法　183
DM　138

E
ERA　128
ET$_A$　128
ET$_A$ 受容体選択的拮抗薬　128
ET$_B$　128

F
FH　148

G
GABHS　194
GAS　161
GHD　142

H
H. pylori　182
H. pylori 感染症　39
H$_2$ 受容体拮抗薬　36, 39
H$_2$ ヒスタミン受容体拮抗薬　56
HSV-1　92
hypothyroidism　145

I
IBS　42
IE　134
IgA 血管炎　167
IgA 腎症　112
ITP　180

J
JIA　158

M
MOCV　197
MRSA　194
MSSA　194

N
NSAIDs　39

O
OD　131
OS-1　31
OTC 薬　3

P
PAH　128
PDE5-I　128

R
Reye 症候群　21
RS ウイルス　7, 10, 13

S

SGA(small for gestational age)性低身長症　142
SLE　112
SSRI　97
Stevens-Johnson症候群　81

U

UTI　106

V

VCUG　106
VUR　106

W

Wilson病　151

X

X染色体優性低リン血症性くる病（XLH）　154

Z

Zollinger-Ellison症候群　39

和文

あ

亜鉛製剤　151
アセトン血性嘔吐症　89
アタマジラミ　199
アデノウイルス　10, 13, 30
アトピー性皮膚炎　67, 70
アドレナリン　76
アナフィラキシー　68, 73, 76
アナフィラキシーショック　76
アフタ性口内炎　188
アラジール症候群　51
アレルギー性結膜炎　64, 210
アレルギー性鼻炎　64
アンジオテンシンⅡ受容体拮抗薬　122

い

胃炎　39
胃酸分泌抑制薬　36

異常行動　21
胃食道逆流症　36
一次性頭痛　86
インスリン　138
インターフェロン　51
咽頭扁桃炎　4
インフルエンザ　19
インフルエンザウイルス　10, 13
インフルエンザ菌　10, 25
インフルエンザ脳症　21

う

ウイルス性胃腸炎　30
ウイルス性結膜炎　210
ウイルス性肺炎　13
うつ状態　100
うつ病　100

え

エルシニア菌　35
炎症性丘疹　203
炎症性皮疹　203
エンドセリンA　128
エンドセリンB　128
エンドセリン受容体拮抗薬　128
塩類下剤　43

お

オピアト作動薬　43
おむつ皮膚炎　191

か

外陰腟炎　118
咳嗽　3
拡張型心筋症　122
鵞口瘡　188
風邪症候群　2
家族性高コレステロール血症　148
家族性複合型高脂血症　148
家族性リポ蛋白リパーゼ欠損症　148
過敏性腸症候群　42
花粉症　64
痒み　71, 73

肝炎 51
眼窩蜂窩織炎 25
カンジダ皮膚炎 191
感染性心内膜炎 134
浣腸 45
カンピロバクター 33
顔面神経麻痺 92

き

気管支炎 10
気管支拡張薬 60
気管支喘息 60
亀頭包皮炎 118
逆流性食道炎 40
急性胃炎 39
急性咽頭扁桃炎 2
急性肝炎 51
急性気管支炎 10
急性喉頭蓋炎 7
急性糸球体性腎炎 4
急性上気道炎 2
急性膵炎 55
急性中耳炎 22
急性副鼻腔炎 25
急性扁桃炎 4
吸入ステロイド 61
局所血管収縮剤 27
起立性調節障害 131
緊張型頭痛 86

く

クループ症候群 7
くる病 154
クローン病 48

け

経口補水液 31, 33
下剤 45
結核 11
血管性紫斑病 39
血管性浮腫 73
結膜炎 210
血友病 183
ケトン性低血糖 89
解熱薬 3

下痢 33
原発性免疫不全症候群 50, 172

こ

抗TNF-α製剤 50
抗ウイルス薬 19
口角下制筋欠損 93
抗菌薬 2
口腔/口唇浮腫 67
口腔崩壊錠 87
抗甲状腺薬 145
抗コリン薬 43
高脂血症 148
甲状腺機能亢進症 145
甲状腺機能低下症 145
甲状腺ホルモン製剤 145
抗心不全薬 122
抗てんかん薬 80, 83
口内炎 188
紅斑 67
抗ヒスタミン薬 2, 70, 77
抗不安薬 43
抗不整脈薬 125
抗ヘルペスウイルス薬 92
肛門周囲膿瘍 48
抗リン脂質抗体症候群 170
鼓膜 22

さ

細気管支炎 10
細菌性結膜炎 210
細菌性腸炎 33
酢酸デスモプレシン療法 183
痤瘡 203
サルモネラ 33
三環系抗うつ薬 43
酸分泌抑制薬 39
霰粒腫 213

し

自家中毒 89
刺激性下剤 43, 45, 46
脂質異常症 148
市中細菌性肺炎 13
湿性咳嗽 2

事項索引

シトリン欠損症　51
自閉スペクトラム症　94
若年性特発性関節炎　158
社交不安障害　97
周期性 ACTH・ADH 放出症候群　89
周期性嘔吐症候群　89
重篤気分調節症　100
春季カタル　210
消化管運動賦活薬　46
消化管機能改善薬　36
消化性潰瘍　39
上気道炎　2
脂溶性ビタミン剤　52
除菌　40
食中毒　33
食物アレルギー　67
腎盂腎炎　106
進行性家族性肝内胆汁うっ滞症　51
心室細動　125
滲出性中耳炎　22
尋常性痤瘡　203
浸透圧性下剤　45
心不全　122
心保護薬　122
じんま疹　67, 73

す

膵炎　55
水痘　206
水痘帯状疱疹ウイルス　208
水疱性膿痂疹　194
頭痛　86
ステロイド　39, 70
スルホニルウレア系経口血糖降下薬　139

せ

成長ホルモン分泌不全性低身長症　142
整腸薬　31, 33
制吐薬　31
赤痢菌　35
遷延性咳嗽　10

全身性エリテマトーデス　164
選択的セロトニン再取り込み阻害薬　97
選択的ヒスタミン H_1 受容体拮抗薬　64
選択的ムスカリン受容体拮抗薬　39
先天性甲状腺機能低下症　145

そ

組織修復・粘液産生分泌促進薬　40

た

帯状疱疹　208
第二世代抗ヒスタミン薬　65
脱水　31
単純ヘルペスウイルス 1 型　92
胆道閉鎖症　51
蛋白分解酵素阻害薬　55

ち

注意欠如・多動性障害　94
中毒性表皮融解壊死症　81
長期間作用型気管支拡張薬　61
腸溶性パンクレアチン製剤　56
鎮咳薬　3
鎮吐剤　90

て

低身長　142
鉄欠乏性貧血　178
てんかん　80
伝染性軟属腫　197
伝染性軟属腫ウイルス　197
伝染性膿痂疹　194

と

銅キレート薬　151
糖尿病　138
特発性血小板減少性紫斑病　180
とびひ（飛び火）　194
トリプタン製剤　90
ドレナージ　48

に
乳酸菌　27
乳児寄生菌性紅斑　191
乳児喘息　10
乳幼児突発性危急事態　36
尿道炎　106
尿路感染症　106

ね
熱傷　201
熱性けいれん　83
ネフローゼ症候群　109
粘膜保護薬　40

の
脳膿瘍　25
ノロウイルス　30

は
肺炎　13
肺炎球菌　10, 13, 25
肺炎クラミドフィラ　10, 13
肺炎マイコプラズマ　10
肺動脈性肺高血圧症　128
排尿時膀胱尿道造影　106
麦粒腫　213
バセドウ病　145
鼻噴霧用ステロイド薬　65
パニック障害　97
パラインフルエンザウイルス　7, 10, 13
反復性中耳炎　22

ひ
鼻咽頭炎　2
ビグアナイド系経口血糖降下薬　139
非水疱性膿痂疹　194
非ステロイド性抗炎症薬　39
ビタミンB_{12}　93
ビタミンDシロップ　155
ビタミンD欠乏性くる病　154
非定型肺炎　13
ヒトメタニューモウイルス　10
百日咳　11, 16

日焼け　201
病原性大腸菌　33
びらん面　70
貧血　178
頻脈性不整脈症例　125

ふ
不安障害　97
副腎皮質ホルモン　92
副鼻腔炎　25
不整脈　125
ブドウ球菌　35
プロスタグランジン製剤　128
プロトンポンプ阻害薬　36, 39, 56

へ
ペグインターフェロン　51
ペニシリンアレルギー　5
ベル麻痺　92
片頭痛　86, 89
便秘症　45

ほ
蜂窩織炎　48
防御因子増強薬　40
包茎保存療法　120
膀胱炎　106
膀胱尿管逆流症　106
ボカウイルス　10
保湿剤　70
ボツリヌス菌　35

ま
マイコプラズマ感染症　13
マクロライド系抗菌薬　17
慢性胃炎　39
慢性肝炎　51
慢性腎炎　112
慢性膵炎　55
慢性肉芽腫症　48

み
みずいぼ　197

む
無自覚低血糖 141

め
免疫性血小板減少性紫斑病 180
面皰 203

や
やけど 201
夜尿症 115

ゆ
油脂性軟膏 191

よ
溶連菌感染症 2, 4
予防接種，ステロイド使用中の 111

ら
酪酸菌薬 27

り
リウマチ熱 4, 161
利胆薬 51

れ
レジオネラ 11

ろ
ロイコトリエン受容体拮抗薬 61, 64, 74
ロタウイルス 30

IVIG	intravenous immunoglobulin
JIA	juvenile idiopathic arthritis
LAMP	loop-mediated isothermal amplification
MAO 阻害剤	monoamine oxidase inhibitor
MOCV	molluscum contagiosum virus
MRSA	methicillin-resistant *Staphylococcus aureus*
MSSA	methicillin-susceptible *Staphylococcus aureus*
MTX	methotrexate
NSAIDs	nonsteroidal antiinflammatory drug
NYHA	New York Heart Association
OD	orthostatic dysregulation
ORS	oral rehydration solution
OTC 薬	over the counter drug
PAH	pulmonary arterial hypertension
PCF	pharyngoconjunctival fever
PDE5-I	phosphodiesterase 5 inhibitor
POTS	postural orthostatic tachycardia syndrome
PPI	proton pump inhibitor
PT	pertussis toxin
real time CGM	real time continuous glucose monitoring
RS ウイルス	respiratory syncytial virus
SIADH	syndrome of inappropriate secretion of antidiuretic hormone
SGA	small for gestational age
SSRI	selective serotonin reuptake inhibitor
TAZ/PIPC	tazobactam/piperacillin
TBPM-PI	tebipenem pivoxil
TFLX	tosufloxacin
TTP	thrombotic thrombocytopenic purpura
UTI	urinary tract infection
VCUG	voiding cystourethrography
VUR	vesicoureteral reflux
VVS	vasovagal syncope
VZV	varicella-zoster virus
XLH	X-linked hypophosphatemic rickets